Adelgaza para siempre

Ángela Quintas

Planeta

«Dans la vie, rien n'est à craindre, tout est à comprendre.»

«En la vida no hay nada que temer y todo que aprender.»
Marie Curie

Av. Diagonal, 662-664, 08034 Barcelona
www.editorial.planeta.es
www.planetadelibros.com

Diseño, maquetación, ilustraciones e infografías: © Antònia Arrom / www.dandelia.net
Fotografías del interior: © Shutterstock y © Elenadesign - Shutterstock

Nota: las recomendaciones de este libro son generales para personas sin patologías. Las pautas alimenticias siempre deben ser personalizadas, teniendo en cuenta el estado físico en el que se encuentra cada persona, su entorno, sus hábitos, etcétera

Primera edición: enero de 2017
Depósito legal: B. 24.355-2016
ISBN: 978-84-08-16518-7
Preimpresión: Safekat, S. L.
Impresión: Gráficas Estella
Printed in Spain - Impreso en España

El papel utilizado para la impresión de este libro es cien por cien libre de cloro y está calificado como **papel ecológico**

A Eduardo y Daniel,
mi apoyo incondicional y mi toma de tierra.

Índice

Qué vas a encontrar en este libro

Llevo muchos años dedicándome profesionalmente al mundo de la nutrición, durante los cuales me he encontrado hombres y mujeres de todas las edades que no conseguían modificar su alimentación para perder peso, mejorar su estilo de vida y sentirse mejor tanto física como psicológicamente.

Para las personas que no entienden por qué engordan y, sobre todo, para ayudarles a adelgazar de forma sencilla y para siempre, **he escrito el libro que tienes en las manos.**

Cada día en mi consulta oigo frases como estas:

- Estoy a dieta desde que tengo memoria.
- Nunca tomo postre, pero casi siempre soy la persona más voluminosa de la mesa.
- Un día me puedo tomar una ración de tarta, pero, siempre siempre, endulzo el café con sacarina y el pan está prohibido en mi casa.
- Tengo algunas creencias sobre la alimentación que dificultan mi vida social.
- Me machaco en el gimnasio, pero los resultados no me parecen proporcionales al esfuerzo que realizo.
- Me paso la vida pasando hambre en un mundo lleno de cosas exquisitas y prohibidas para mí.

- Para mí la comida es un premio o una compensación.
- Como sin hambre, o como porque estoy deprimido, o como por el estrés, o por despecho…, y luego me enfado conmigo mismo.

¿Te suena alguna de estas frases?

Adelgaza para siempre no es un libro de dietas más, es una guía de buenas prácticas alimenticias para la vida cotidiana, que tiene en cuenta largos horarios laborales, comidas de trabajo, vida familiar y relaciones sociales, que prioriza la buena salud antes que las convenciones estéticas.

Además, todo lo que te propongo en este libro tiene una fundamentación científica explicada de manera clara y sencilla. No se trata de fórmulas mágicas, sino de sacar todo el partido posible a las reacciones bioquímicas que se producen en nuestro organismo, de manera que cada alimento no solo contribuya a mantener las funciones vitales, sino también a nutrir eficazmente nuestro cuerpo y a darte energía.

Si tienes el armario lleno de ropa estupenda de varias temporadas que se ha pasado de moda mientras esperas perder unos kilitos. Si has probado muchas dietas distintas y contradictorias entre sí. Si has adelgazado, pero luego has recuperado rápidamente todo el peso perdido y algún kilo más de propina. Si estás a punto de tirar la toalla y abandonarte. Si crees que nadie comprende lo que se sufre por culpa de la comida…, ¡anímate!

Tienes en las manos un libro escrito por alguien que te escucha y te comprende, y que te ofrece unas pautas sencillas y eficaces para conseguir que tu cuerpo deje de ser tu enemigo. Es hora de que dejes de nadar a contracorriente.

Alíate con tu cuerpo y ¡adelgaza para siempre!

Ángela Quintas

¿Siempre que como me estoy nutriendo adecuadamente?

¿Todos los alimentos aportan lo mismo a nuestro organismo?

¿Es cierto que hay superalimentos?

¿Sirven para algo los batidos *detox*?

¿Son más saludables los hidratos de carbono que las proteínas?

¡Atención! Alimentarte no es lo mismo que nutrirte

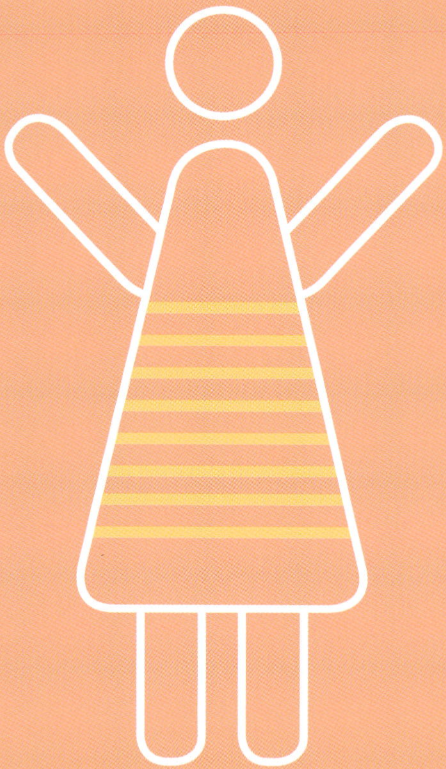

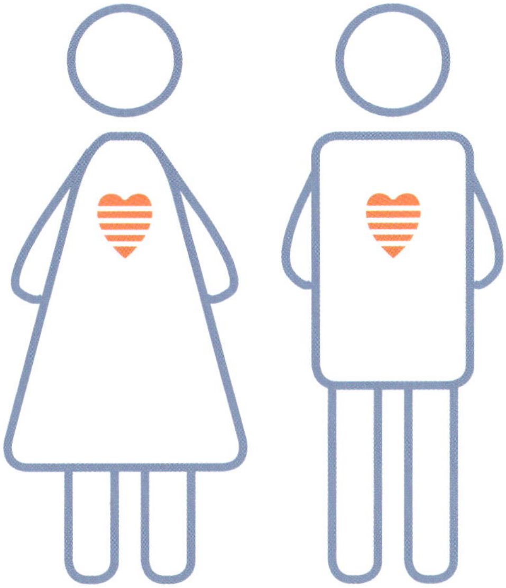

«Cuide su cuerpo. Es el único sitio que tiene para vivir.»

JIM ROHN

¿ES LO MISMO ALIMENTARNOS QUE NUTRIRNOS?

Mi respuesta es un no rotundo. Si comparamos nuestro organismo con un coche, alimentarlo sería simplemente llenar el depósito con combustible para que el motor se ponga en marcha. Nutrirlo sería cargar el vehículo con el combustible adecuado y de la mejor calidad y además cambiarle el aceite siempre que lo necesite, llevarlo a las revisiones, etc., de manera que el motor no solo sea capaz de ponerse en marcha, sino también de rendir al cien por cien, tener pocas averías, contaminar menos, etc.

Necesitamos cubrir las necesidades energéticas de nuestro organismo consumiendo cierta cantidad de kilocalorías para que todo funcione de manera correcta.

Pero nosotros decidimos cómo aportamos esas kilocalorías diarias. Podemos elegir entre dos caminos, uno correcto y otro incorrecto.

El primero, que es el más saludable, procurando que esas kilocalorías estén llenas de vitaminas, minerales y aminoácidos compuestos con los que el cuerpo preservará todas sus funciones.

Y **¿cuál es el camino incorrecto?**, me preguntaréis. El incorrecto es aquel en el que la mayoría de las calorías que se ingieren a lo largo del día están llenas de nutrientes no saludables, como grasas saturadas, o bien aquel en el que todo lo que se consume está compuesto por calorías vacías.

Las calorías vacías son aquellas que no aportan prácticamente ningún nutriente esencial para el organismo.

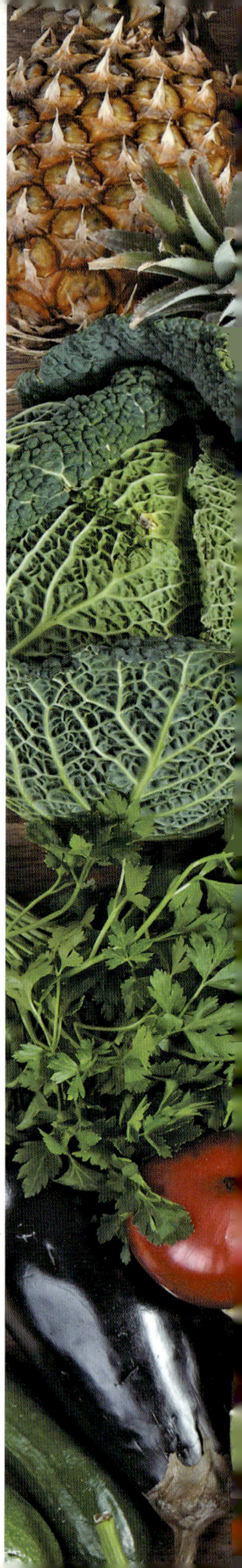

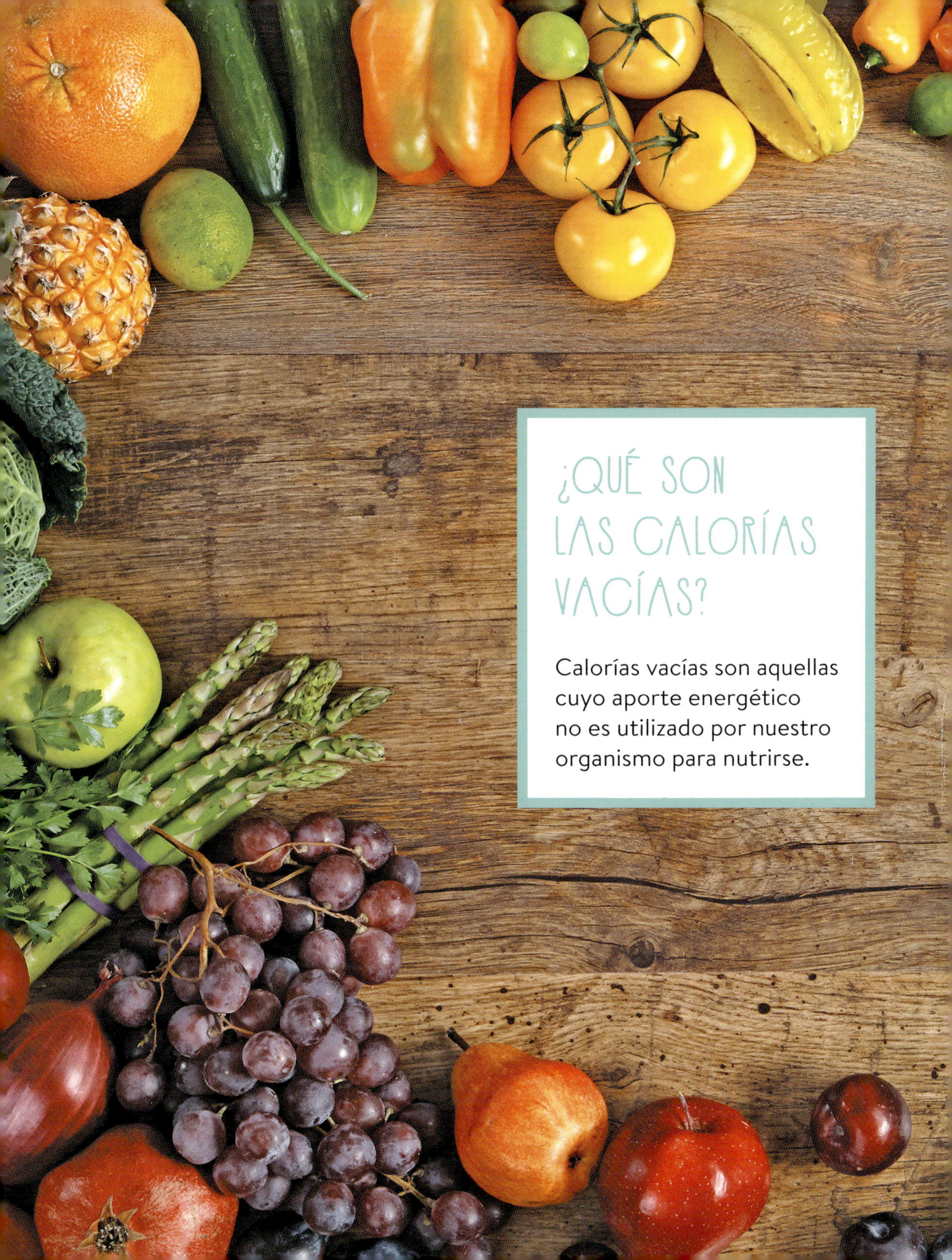

¿QUÉ SON LAS CALORÍAS VACÍAS?

Calorías vacías son aquellas cuyo aporte energético no es utilizado por nuestro organismo para nutrirse.

¿TENEMOS QUE COMER DE TODO?

La respuesta es no. Hay alimentos que no aportan ningún nutriente, o los que aportan no son saludables. Solo contienen kilocalorías vacías que deberíamos evitar.

Cada día nos encontramos con más personas que, a pesar de tener un peso correcto, no están sanas, según lo revelan sus analíticas. La razón es que están alimentándose pero no nutriéndose. También podemos encontrarnos con personas que tienen un ligero sobrepeso, pero presentan una analítica correcta que revela que están sanas.

En el primer caso lo que ocurre es que esas personas se alimentan consumiendo las kilocalorías necesarias para mantener un peso adecuado, pero no se están nutriendo adecuadamente.

El normopeso no siempre significa salud. De hecho, una persona puede tener un peso perfecto y encontrarse agotada a lo largo de todo el día, presentar hipercolesterolemia, anemia, etc.

Caso de estudio 1

Hace ya varios años acudió a verme una conocida actriz, una referente en revistas de moda y tendencias, porque se encontraba agotada durante todo el día. Tenía problemas serios para memorizar los guiones de sus películas, el cabello muy debilitado y se le había retirado la menstruación.

Presentaba un aspecto excelente y no estaba extremadamente delgada, pero cuando revisamos su analítica para poder hace un estudio inicial nos dimos cuenta de que realmente su estado nutricional no era bueno: tenía el colesterol LDL disparado, triglicéridos, algunas vitaminas fuera de rango y una anemia importante.

Me contó que durante todo el día no podía pasar sin el dulce. Y en el cuestionario sobre sus hábitos alimenticios que le pedimos que rellenara encontramos lo siguiente:

- **TOMABA COMO DESAYUNO UN BATIDO *DETOX* COMPUESTO POR ZANAHORIAS, ESPINACAS, APIO, MANZANA, LIMÓN Y JENGIBRE. A LAS DOS HORAS YA TENÍA UN HAMBRE TREMENDA Y NO PODÍA OLVIDARSE DEL DULCE.**

- **A MEDIA MAÑANA: SOLÍA COMER UNA PALMERA DE CHOCOLATE, EXCEPTO LOS DÍAS EN QUE CREÍA QUE SE ESTABA «PORTANDO BIEN», ENTONCES TOMABA CUATRO TORTAS DE MAÍZ O ARROZ CON CHOCOLATE. PERO LA MAYORÍA DE LOS DÍAS ELEGÍA LA PALMERA PORQUE, SEGÚN NOS CONTABA, SU CUERPO LE PEDÍA AZÚCAR, «LA NECESITO PARA CONTINUAR EL DÍA».**

- **A LA HORA DE LA COMIDA HABÍA DÍAS QUE SOLO TOMABA UN LITRO DE GAZPACHO Y, POR SUPUESTO, NO PROBABA NADA DEL *CATERING* DEL RODAJE PORQUE TEMÍA ENGORDAR.**

- **Y ASÍ CONTINUABA TODO EL DÍA, ALTERNANDO BOLLERÍA INDUSTRIAL CON ZUMOS *DETOX* Y LITROS DE GAZPACHO PARA COMPENSAR LAS PALMERAS DE CHOCOLATE.**

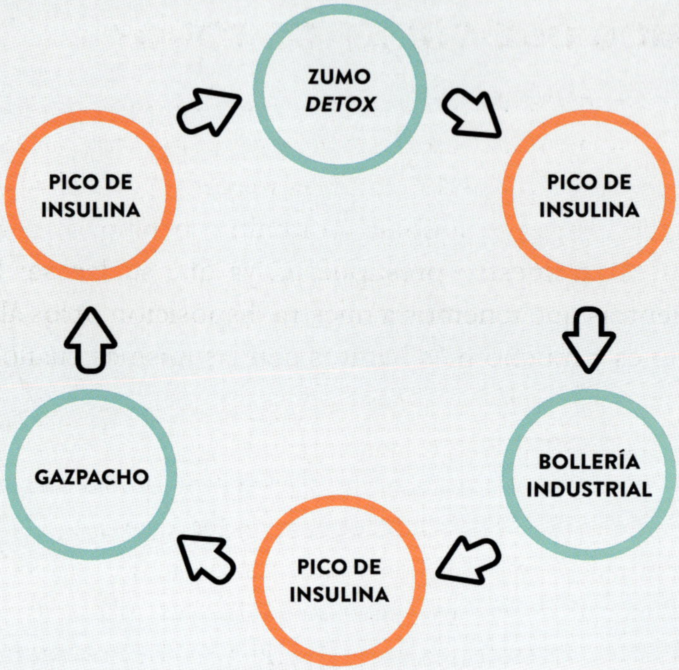

¿Estaba cubriendo sus necesidades nutricionales en cuanto a calorías a lo largo del día? *Sí.*

¿Estaba nutriéndose como debería? *No.*
Por miedo a engordar se pasaba el día muerta de hambre, consumiendo muchos alimentos no saludables, en vez de llevar una alimentación que la saciara, rica en frutas, verduras, proteínas, etc. Su alimentación estaba basada en hidratos de carbono, excluyendo las proteínas, tanto de origen vegetal como animal. Consumía bollería industrial llena de grasas no saludables y azúcares añadidos, a lo que sumaba el error de tomar siempre licuadas las frutas y verduras, produciendo una elevación de sus hidratos de carbono en sangre, con la correspondiente secreción de insulina para volver a nivelar los niveles de glucosa en sangre, y vuelta a empezar. Tenía la creencia errónea que al consumir esos «zumos detox*» estaba compensando lo mal que se alimentaba a lo largo del día. La realidad es que los zumos supuestamente depurativos no tienen propiedades mágicas. El cuerpo de un individuo sano está totalmente capacitado para eliminar las sustancias que no necesita o que son potencialmente nocivas.*

¿Cómo termina esta historia?
Repartimos los nutrientes que ella necesitaba a lo largo del día teniendo mucho cuidado de que todas las calorías que consumiera contuvieran esos nutrientes indispensables para su organismo. Rápidamente pudo notar los beneficios de estos cambios en su alimentación. Dejó de tener esas ganas de azúcar de manera constante, empezó a encontrarse menos cansada, etc.

¿TENEMOS QUE COMER DE TODO?

Hemos mencionado el escaso beneficio de los «batidos *detox*», pero hay otras falacias, como los llamados «superalimentos» a los que se atribuyen casi superpoderes. De la mayoría de ellos tendríamos que tomar toneladas para notar un mínimo beneficio (donde sí lo notaremos es en nuestro presupuesto, ya que suelen ser bastante caros), mientras que tenemos a nuestra disposición otros alimentos muy comunes y mucho más baratos con las mismas cualidades.

Pongamos un ejemplo:
No sé si habéis probado la kale. Desde mi punto de vista está realmente mala. Se le atribuyen cualidades casi mágicas por su alto contenido en calcio, hierro, etc. Es cierto que lo tiene, pero podemos encontrar los mismos nutrientes en otros alimentos y además en forma mucho más asimilable por nuestro cuerpo.

¿Por qué no se menciona que las lentejas con arroz tienen grandes propiedades?
Porque no vende tanto. Es mucho más exótico tomar un «zumo *detox* con kale» que un plato de lentejas con arroz y un chorrito de vinagre como hacían nuestras abuelas, que además de hacerlas más sabrosas propicia que el hierro se absorba mejor.

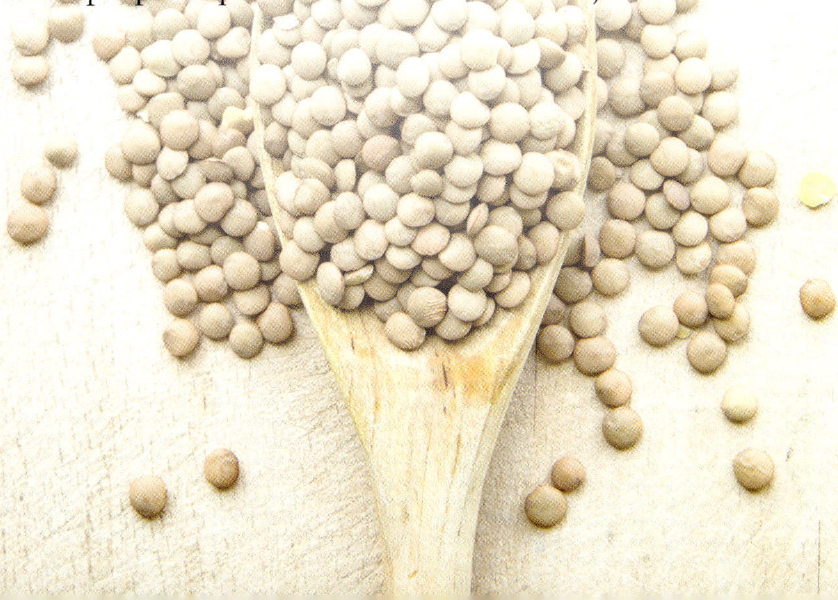

Las lentejas con arroz y un chorrito de vinagre son tan superalimento como la kale

CALORÍAS VACÍAS

Hemos mencionado al principio de este capítulo los alimentos constituidos por calorías vacías.

Uno de los casos más claros es lo que ocurre con las personas que consumen alcohol en altas cantidades. El alcohol contiene una gran cantidad de calorías vacías. Puede que esas calorías cubran las necesidades energéticas del organismo a lo largo del día, pero no aportan nutrientes.

NO ES LO MISMO ALIMENTARSE QUE NUTRIRSE

El ser humano tiene que consumir una cantidad de kilocalorías para cubrir las necesidades energéticas diarias. Podemos ingerir esas kilocalorías mediante alimentos con muy bajo contenido de macronutrientes y micronutrientes, o consumir esas mismas kilocalorías con el mayor aporte de los mismos.

¡Tú eliges!

Un vino de calidad tomado con moderación es «menos malo» que otras bebidas alcohólicas, pero eso no significa que sea bueno para nuestra salud y mucho menos que tenga propiedades cardioprotectoras.

El alcohol está lleno de calorías vacías y carece de los nutrientes imprescindibles para una buena alimentación.

SOBREALIMENTADOS Y MALNUTRIDOS

En países como el nuestro, es muy frecuente que los niños estén sobrealimentados. En España la obesidad infantil se está convirtiendo en un problema muy serio y casi la mitad de los niños tienen sobrepeso.

Tenemos niños que consumen un gran número de alimentos que no les aportan nutrientes esenciales. Se comercializan alimentos infantiles llenos de azúcares añadidos y grasas saturadas que están haciendo que nuestros niños tengan cada vez más peso. La mayoría de los cereales para niños que encontramos en los supermercados, con todo tipo de reclamos de *marketing* en las cajas, están llenos de azucares añadidos que no son nada beneficiosos.

Los niños son el segmento de población en el que se ve más claramente la diferencia entre alimentarse y nutrirse.

Es importante ofrecerles a lo largo del día alimentos saludables y lo más variados posibles para que ellos se lancen a probarlos. Los padres somos responsables de la alimentación de nuestros hijos y debemos predicar siempre con el ejemplo.

¿QUÉ ALIMENTOS DE ESTOS INCLUIRÍAS EN UNA MERIENDA SALUDABLE?

Claramente, la merienda ideal es la fruta acompañada de una proteína o un buen bocadillo, como los que nos preparaba nuestra madre cuando salíamos del cole, con un embutido de calidad.

¿Y ENTONCES CÓMO LO HACEMOS?

Una vez que sepamos qué cantidades de kilocalorías consumimos al día, intentaremos siempre que esas calorías no sean vacías, sino que estén llenas lo más posible de vitaminas, minerales, etc.

Desecharemos alimentos como la bollería industrial, los snaks o el alcohol en nuestra dieta habitual porque no nos aportan nada.

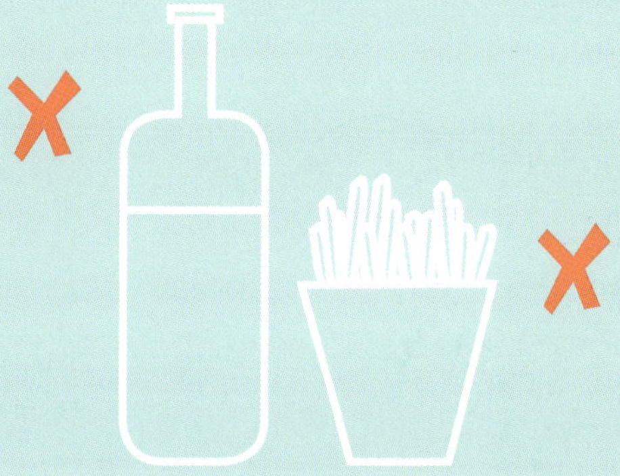

¿Quién no quiere que los alimentos que consume a lo largo del día le aporten a su cuerpo todo lo que necesita para un perfecto funcionamiento?

¡Yo me apunto, desde luego!

¿Cómo sé cuál es mi peso saludable?

¿Existe el peso ideal?

¿Qué me hace engordar?

¿Puedo tener sobrepeso y estar sano?

¿Por qué engordo aunque como poco? Descubre tu peso ideal

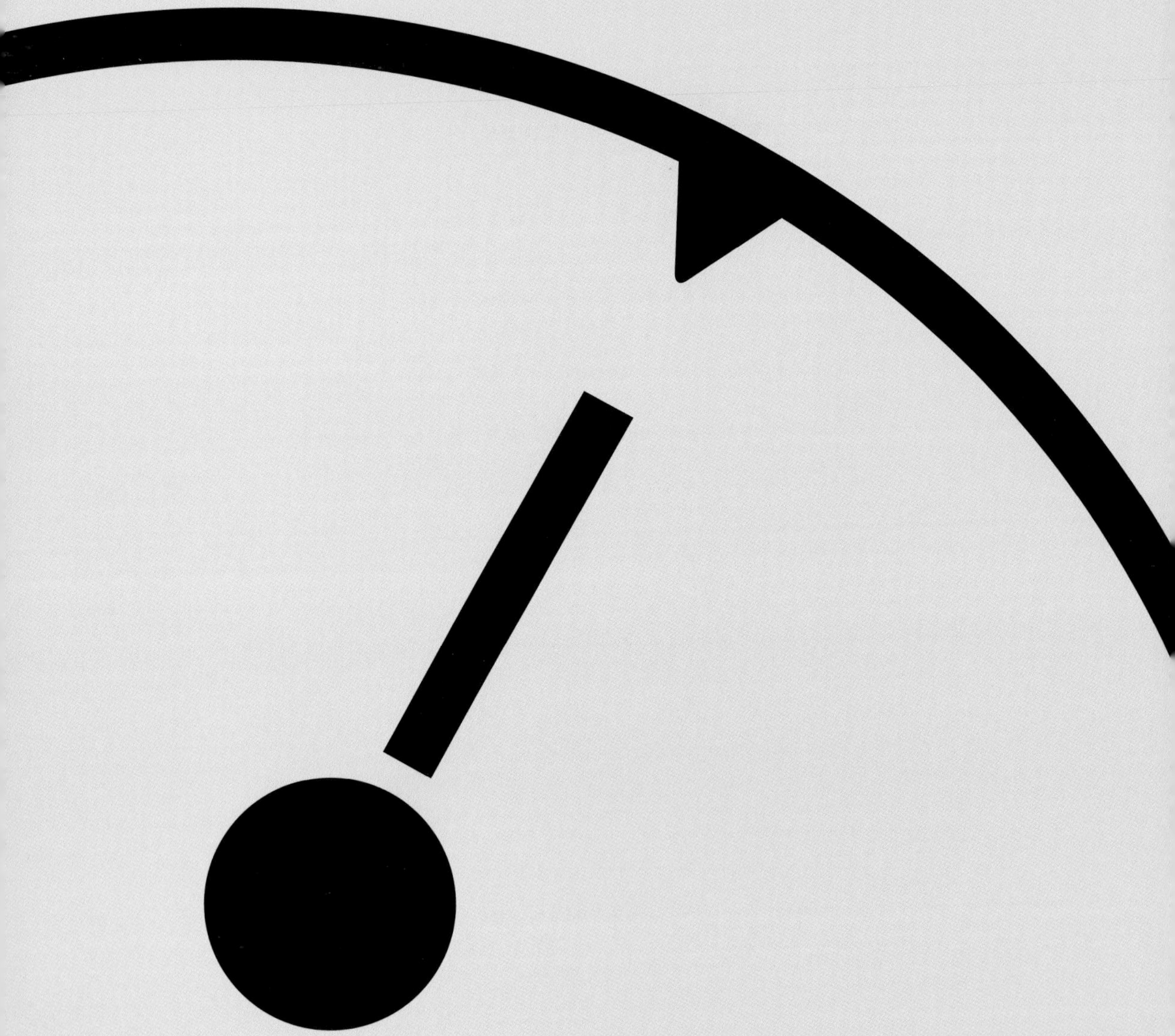

«Por mucho que controle la alimentación, mi báscula no se mueve.»

Quiero dedicar una parte de este capítulo a todas aquellas personas que intentan controlar su peso una y otra vez sin obtener ningún resultado positivo. Aquellas que sufren cada día una alimentación restrictiva y que escuchan en sus cabezas la palabra «dieta» que se repite como un mantra.

Un cambio de alimentación no sirve para nada si no incorporamos unos hábitos alimenticios que nos ayuden a mantener nuestro objetivo. No podemos vivir toda la vida a «lechuga y filete de pollo»; por el contrario, tenemos que aprender a disfrutar de todo tipo de alimentos y darnos de vez en cuando algún homenaje sin tirar por la borda todo lo conseguido.

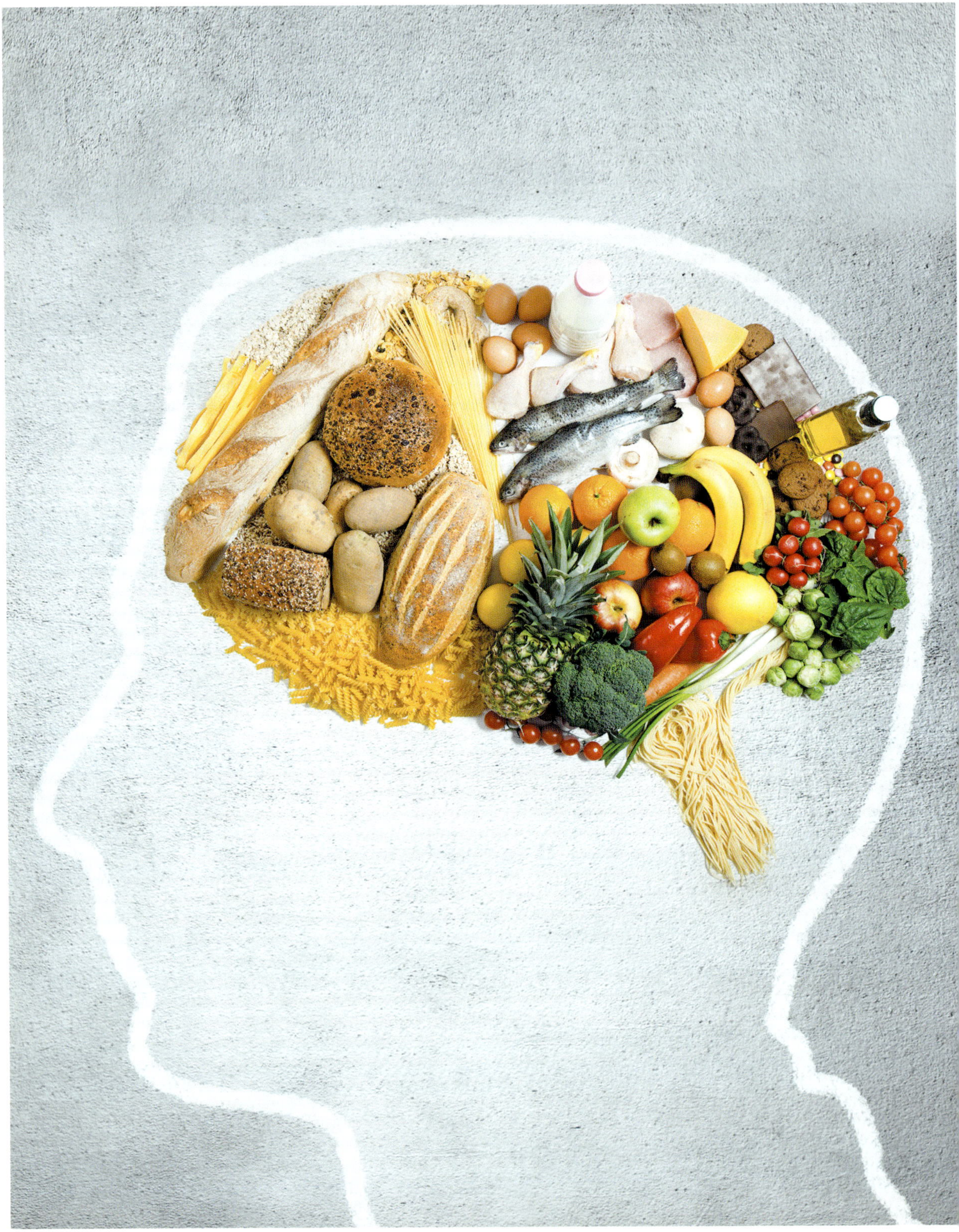

¿POR QUÉ ENGORDO AUNQUE COMO POCO?

Hay varias respuestas para esta pregunta:

- No controlas los niveles de insulina en sangre a lo largo del día.
- Picoteas mientras preparas la comida y te comes los restos que dejan los demás en el plato. Eres un «basurilla».
- Tu estrés no favorece la pérdida de peso.

Vamos a ver estas respuestas más detenidamente.

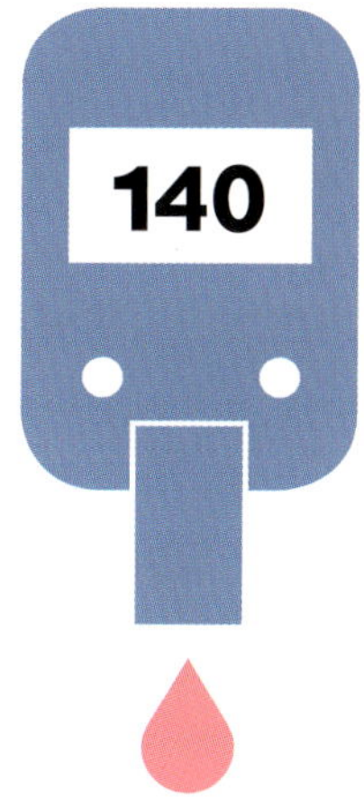

¿CONTROLAS TUS NIVELES DE INSULINA?

Si llevas una alimentación muy restrictiva, contando calorías a todas horas, y no bajas peso, no pienses que algo está funcionando mal en tu interior. Seguramente no lo estás haciendo tan bien como crees.

- Estás alternando periodos muy restrictivos con grandes ingestas de comida.
- Tu dieta se está basando mayoritariamente en los hidratos de carbono.
- Consumes demasiadas calorías líquidas en forma de batidos o zumos.

En definitiva: *no estás controlando tus niveles de insulina en sangre.*

Más adelante dedicaremos un capítulo a la insulina y a su importantísimo papel en la variación de nuestro peso.

¿ERES UN PAPÁ O UNA MAMÁ «BASURILLA»?

Muchas veces me he encontrado con madres o padres que me cuentan que por las noches no cenan casi nada. Muchos de ellos son padres «basurillas».

Un papá o una mamá basurilla es aquel o aquella que prepara una rica cena para la familia mientras ellos ni siquiera se sientan a comerla. Se dedican a picotear lo que van preparando y se comen todos los restos. No son conscientes de lo que han comido y luego «lo arreglan» con una pieza de fruta porque quieren bajar peso.

Al picar de esa manera no nos damos cuenta de lo que estamos comiendo. De hecho, si pusiéramos toda esa comida junta en un plato posiblemente comeríamos mucho menos.

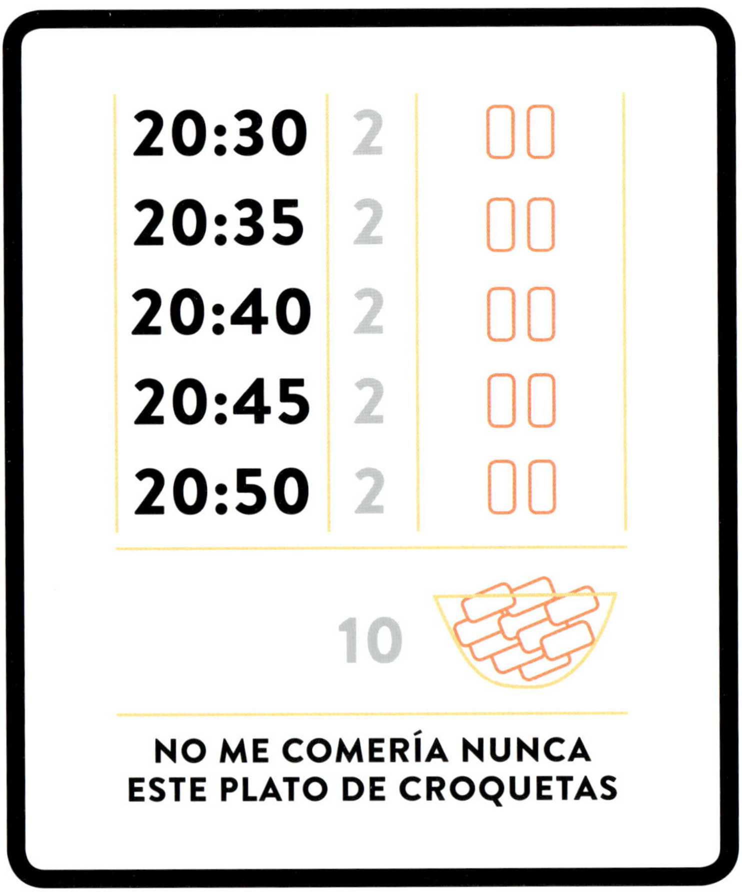
20:30 2
20:35 2
20:40 2
20:45 2
20:50 2
10
NO ME COMERÍA NUNCA
ESTE PLATO DE CROQUETAS

¿CUÁLES SON LAS CAUSAS DE UN AUMENTO DE PESO ANTE UNA SITUACIÓN DE ESTRÉS?

En este fenómeno entran en juego distintos factores:

1. Ante una situación de estrés, la necesidad de eliminar tensiones nos induce a comer más.

2. Existe un factor hormonal que también nos hace aumentar de peso: la liberación de hormonas. Por ejemplo, en épocas de estrés el organismo libera cortisonas, que, según se ha demostrado, nos hacen almacenar grasa en la zona abdominal, con el riesgo que ello conlleva. Y lo mismo sucede con el cortisol, la noradrenalina y la adrenalina. La función de todas ellas es proteger a nuestro cuerpo ante esta situación de estrés a la que está siendo sometido.

¿ENGORDAS ANTE UNA SITUACIÓN DE ESTRÉS?

Ante una situación de estrés la mayoría de las personas aumentan de peso, aunque existe un porcentaje pequeño que lo pierde.

¿Y POR QUÉ HAY PERSONAS QUE ADELGAZAN ANTE UNA SITUACIÓN DE ESTRÉS?

Habría que analizar cada caso en concreto, pero podríamos plantear algunas hipótesis. Ante una situación de estrés algunas personas pierden el apetito y, por tanto, reducen mucho su ingesta calórica; si a la vez aumentan su actividad física, contrarrestan el efecto del factor hormonal y este no actúa de la misma manera.

Dos respuestas diferentes ante el estrés

Se me ocurre un ejemplo para contar como reacciona el ser humano ante una situación de estrés.

Los hombres de las cavernas podían reaccionar de dos maneras ante una situación estresante como «se está terminado el alimento»:

1. Caminan durante días en busca de alimento, por ejemplo, un gran animal que cazar para poder sobrevivir. Terminan exhaustos, gastando toda su energía, pero consiguen el alimento. Este sería el cazador por naturaleza, aquel que ante una situación de estrés gasta todas sus reservas para superarla.

2. En el otro extremo se encontraría el recolector, que, ante una situación de escasez de alimentos, procuraría consumir lo mínimo, esperando que la situación mejore: que lleguen las lluvias, que aparezcan animales que se puedan cazar, etc. El gasto energético se pone en modo ahorro para sobrellevar esta situación de estrés.

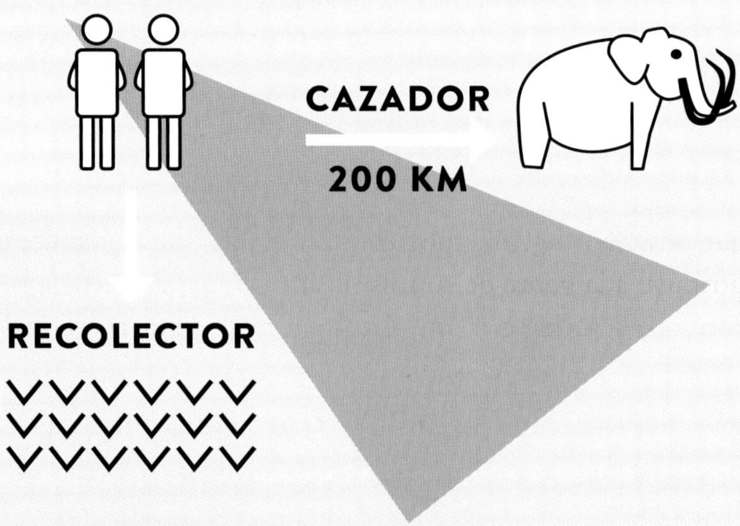

¿CUÁL ES MI PESO IDEAL? ¿EXISTE EL PESO IDEAL?

Habréis oído mil veces la frase: «Hay que restar 110 a la altura en centímetros». Según esta afirmación, una mujer que mide 170 centímetros debería **pesar** 60 kilos para estar en su peso ideal. Pero el cálculo el peso ideal es algo más complicado. Debe incorporar variables tan importantes como el sexo, la edad y sobre todo la masa muscular. De hecho, ni siquiera deberíamos utilizar el concepto «peso ideal» o, al menos, no para generalizar. El peso **saludable** no se puede buscar en tablas en las que se clasifica a las personas según la edad o la altura.

Cada persona tiene un rango de peso en el que se encontraría saludable y que irá variando a lo largo de su vida. No podemos pretender pesar lo mismo a los cuarenta y cinco que a los veinte. Con la edad nuestro peso aumentará en la mayoría de los casos, y mantener a lo largo de toda la vida ese peso de juventud, que nosotros recordamos como ideal, posiblemente sería una quimera.

Cuando veo por primera vez a una persona con sobrepeso que quiere adelgazar, después de haber evaluado su estado nutricional, siempre le pregunto:

¿Cuál es el peso que te gustaría tener?

La mayoría de las personas tienen una idea muy distorsionada, recuerdan lo que pesaban hace muchos años o tienen como referente el peso que se atribuye a la gente de su misma altura.

Tenemos que desechar por completo los estándares en cuestión de peso.

«Cada persona tiene un rango de peso saludable que no se puede calcular mirando en tablas.»

Como habéis podido comprobar, he sustituido la expresión «peso ideal» por «peso saludable». La razón es que podemos encontrar personas que tengan un ligero sobrepeso, pero que ese peso **sea** saludable para ellos. Se alimentan con comida de calidad, rica en nutrientes, y sus analíticas son perfectas.

Pero también podemos encontrar personas delgadas que no se están nutriendo adecuadamente, solo se están alimentando, y sus analíticas desastrosas dan fe de ello.

Para calcular este peso saludable tendremos que tener en cuenta múltiples factores:

ALTURA

EDAD

SEXO

PORCENTAJE DE MASA MUSCULAR, de la cual dependerá su metabolismo basal

PRUEBAS ANALÍTICAS

PORCENTAJE DE GRASA ACUMULADA EN EL CUERPO

ESTILO DE VIDA

El cálculo
del peso
saludable
es mucho
más
complejo
que mirar
en una
tabla
de peso
y altura.

PONGAMOS UN EJEMPLO:

- Una tenista de 170 centímetros, de 25 años, que pese 75 kilos y con un porcentaje de grasa de 20 % estará dentro de sus valores saludables.
- Una mujer de 170 centímetros, de 25 años, que pese 75 kilos y con un porcentaje de grasa próximo al 35 % tendrá un ligero sobrepeso.

¿Cómo puede ser que dos mujeres de la misma edad y con el mismo peso sean tan diferentes?

La respuesta es muy fácil: en el caso de la tenista su masa muscular es muy alta y por eso su peso es alto, aunque su grasa está baja. Esta masa muscular la proporciona un metabolismo basal muy alto, cercano a 1600 kilocalorías.

Mientras que en el otro caso nos encontramos con una mujer que tiene grasa por encima de los valores óptimos. Tendrá acúmulos de grasa en las caderas y el abdomen y su metabolismo basal será muy inferior.

Nadie te va a preguntar cuánto pesas, no llevamos carteles con el peso colgado del cuello, pero sí nos verán bien si tenemos un porcentaje de grasa correcto.

Cuando tenemos un porcentaje de grasa por encima de los valores correctos, en la mayoría de los casos ya empiezan a aparecer pequeñas señales en las pruebas analíticas que nos hacen prestar atención. Podemos encontrar un perfil lipídico alterado (colesterol, triglicéridos) e incluso una diabetes tipo 2, etc.

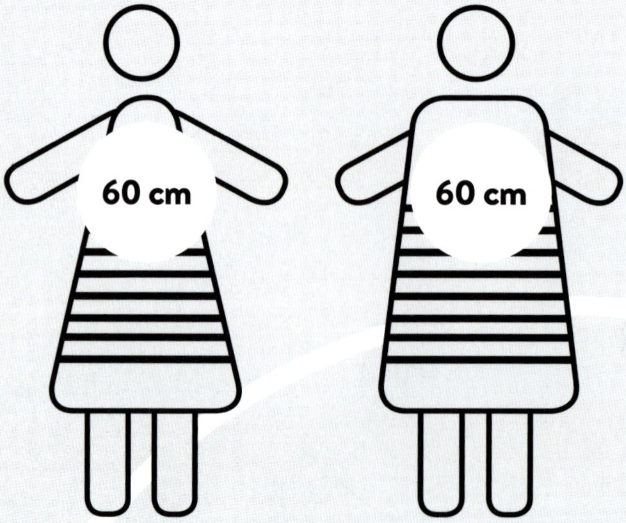

El peso saludable será aquel en el que la grasa se encuentre dentro de los valores adecuados.

¿CÓMO PUEDO CALCULAR LA CANTIDAD DE GRASA CORPORAL QUE TENGO EN MI CUERPO?

Cuando queremos medir la cantidad de grasa que tiene una persona en el cuerpo se suele utilizar la «bioimpedancia». Se trata de un método no invasivo que se basa en las propiedades conductoras de la electricidad que posee el agua que tenemos en nuestro cuerpo. El agua corporal se encuentra repartida en músculos, huesos y vasos sanguíneos, que son buenos conductores de la corriente eléctrica. En cambio, la grasa genera resistencia al paso de la corriente eléctrica. Mediante una báscula de bioimpedancia podemos medir el porcentaje de grasa que una persona tiene almacenada en su cuerpo y cómo está repartida esa grasa en las distintas partes del mismo.

Existen otros métodos, como la medición de pliegues cutáneos mediante el cáliper, pero requieren ser realizados por un especialista.

Otro sistema para calcular el porcentaje de grasa de una persona es el «índice de masa corporal» o IMC, que seguramente os suena. Es un valor que se ha utilizado durante años, y en muchos casos se sigue utilizando, pero no es muy exacto, ya que solo tiene en cuenta la altura y la edad. Este dato nos puede llevar a error si se utiliza, por ejemplo, en deportistas cuyo elevado peso, debido a su mayor masa muscular, podría proporcionarnos un valor IMC elevado.

$$\text{IMC} = \frac{\text{PESO (kg)}}{\text{ESTATURA}^2\ \text{(m)}}$$

CALCULA CORRECTAMENTE TU PORCENTAJE DE GRASA

IMC	
Insuficiencia ponderal	**< 18,4**
Normal	**18,5 - 24,9**
Sobrepeso	**25 - 29,9**
Obesidad I	**30 - 34,9**
Obesidad II	**35 - 39,9**
Obesidad III	**> 40**

Como no todos podemos tener este sistema costoso en nuestra casa, las básculas caseras que calculan el porcentaje de grasa no suelen ser del todo fiables (aunque sí nos pueden servir a nivel orientativo) y, por otra parte, el cálculo del IMC es insuficiente, os propongo otra manera de calcularlo.
Se trata de la fórmula de Deurenberg, que da valores más fiables para conocer el porcentaje de grasa corporal. Esta fórmula pierde exactitud según avanza la edad y en personas con mucha actividad física. Los valores más fiables los encontramos para individuos de edades comprendidas entre los 30 y los 45 años.
Siempre será mucho más preciso utilizar impedanciometría o pliegues cutáneos para conocer el porcentaje de grasa corporal, pero esta fórmula nos puede dar un valor estimativo de manera sencilla.

FÓRMULA DE DEURENBERG

% de masa grasa = 1,2 x IMC + 0,23 x (edad en años) - 10,8 x (1 para los hombres y 0 para las mujeres) - 5,4

Cuando el porcentaje de grasa se encuentra dentro de los siguientes valores ideales:

- Mujeres entre 20-30 %
- Hombres entre 10-20 %

Podemos decir que hemos alcanzado el peso saludable y la persona se encontrará a gusto con su peso.

Nuestro cuerpo está constituido por muchas sustancias (agua, grasa, hueso, músculo, etcétera), de las que la mayoritaria es el agua. El agua constituye más de la mitad (50-65 %) del peso total de nuestro cuerpo. Si analizamos la composición total del mismo podemos encontrar:

- **Masa grasa:** cantidad de grasa que tenemos en nuestro cuerpo.
- **Masa libre de grasa:** es la suma de todas las partes que componen el cuerpo (la piel, el hueso, el agua, etc.), a excepción de la masa grasa.

La masa grasa podemos clasificarla atendiendo a dos parámetros:

SEGÚN SU LOCALIZACIÓN

- **Grasa visceral o grasa dura:** es la que se encuentra situada en la zona del abdomen, rodeando los órganos. Su exceso es el más peligroso y se encuentra muy relacionado con patologías como diabetes tipo 2, riesgo cardiovascular, etc. Esta grasa es más común en los hombres que en la mujeres. Genéticamente, los hombres tienen una mayor predisposición a que la grasa se deposite en el abdomen.
- **Grasa subcutánea, periférica o blanda:** es la que se encuentra bajo la piel. Esta grasa es más fácil de quitar que la dura, y acarrea menos riesgo cardiovascular. Es más frecuente en las mujeres y está depositada en las piernas y las caderas.
- **Grasa intermuscular:** es la grasa que se encuentra entre las fibras de los músculos. Supone una parte muy pequeña en el cómputo total de la grasa que se almacena en el cuerpo humano.

SEGÚN SU FUNCIÓN

- **Grasa parda:** es una grasa que se encuentra principalmente en la edad infantil. Es metabólicamente activa y produce energía para mantener la temperatura corporal.
- **Grasa blanda:** es aquella que aparece en el adulto. Esta grasa no es metabólicamente activa y solo será utilizada como fuente de energía cuando la necesitemos.
- **Grasa beige:** esta grasa es una grasa blanca sobre la que ha actuado una hormona, la irisina, que hace que tenga algunas características similares a las de la grasa parda. La irisina aumenta con el ejercicio físico. Esta podría ser la explicación de por qué personas muy delgadas que comen mucho no engordan, ya que poseen grasa beige.

¿CUÁL DEBE SER TU OBJETIVO?

Quiero que quede claro que nuestro objetivo nunca debe ser un peso, sino un porcentaje de grasa en nuestro cuerpo, que irá relacionado con unos parámetros de salud.

Por el contrario, si nos fijamos como objetivo un peso y no un porcentaje de grasa corporal, corremos el riesgo de que ese peso se consiga a base de perder masa muscular o agua, lo que dará lugar a las siguientes consecuencias indeseables:

1. Tendremos efecto rebote.

2. Seguiremos teniendo acúmulos de grasa.

3. Nuestras analíticas seguirán mostrando parámetros fuera de la normalidad.

4. Nuestro metabolismo basal caerá en picado.

¿Por qué siempre que adelgazo vuelvo a engordar?

¿Cómo afecta el efecto rebote a mi organismo?

¿Todas las dietas tienen efecto rebote?

Es fácil evitar el efecto rebote..., te enseño cómo

¿Es posible estabilizar el peso con una dieta de mantenimiento?

No os voy a engañar, hacer dieta siempre requiere prestar atención a qué comemos y cómo lo comemos, pero lo que con toda seguridad no se tiene que producir es:

1. Pasar hambre.
2. Volver a recuperar el peso nada más terminar la dieta.
3. Dejar de tener vida social porque estamos a dieta.

Una dieta en la que se pasa hambre no es una buena dieta. Podemos sacrificarnos durante un periodo de tiempo programado para perder el peso que estimemos necesario, pero esto solo produce ansiedad por la comida. Tendremos ganas de volver a comer todo tipo de alimentos prohibidos. Aprender a comer de manera saludable es como aprender a montar en bicicleta. Requiere un esfuerzo al principio, pero luego ya no se olvida.

Cuando lleves una alimentación saludable te vas a sentir tan bien que cuando te apartes de ella te aseguro que tendrás ganas de volver a comer de manera correcta porque te sentirás mucho mejor.

Estoy segura de que, si alguna vez has querido cuidar tu alimentación para bajar esos kilos que te sobran, el fantasma del efecto rebote habrá planeado sobre tu cabeza, planteándote algunas dudas.

¿MERECERÁ LA PENA EL SACRIFICIO SI VOY A RECUPERAR EL PESO RÁPIDAMENTE?

A esta pregunta te diré que no. No merece la pena sacrificarse durante semanas o meses para luego volver a recuperarlo.

Una de las razones por las que me planteé escribir este libro es enseñar a controlar nuestra alimentación sin tener miedo al efecto rebote.

¿POR QUÉ SE PRODUCE EL EFECTO REBOTE?

En general, puede decirse que se debe a tres causas principales:

1. La mayor parte del peso perdido es agua, debido al consumo de diuréticos.
2. Hemos reducido la masa muscular.
3. La dieta que hemos seguido no nos ha ayudado a modificar los hábitos alimenticios.

¿NO ES BUENO PERDER AGUA CORPORAL, AUNQUE RETENGAMOS LÍQUIDOS?

Entre las personas que vemos cada día, especialmente en el caso de las mujeres, es muy frecuente la idea de que padecen una acumulación de líquidos exagerada. En el reconocimiento previo les medimos el porcentaje de líquido (tanto intracelular como extracelular) y en algunos casos es cierto que presentan índices altos de agua extracelular, aunque raramente estos son patológicos. Cuando pierden peso y regulan su alimentación, la retención de agua desaparece sin necesidad de tomar ningún diurético.

Algunas dietas de adelgazamiento combinan un control de la alimentación con la toma de infusiones de plantas con propiedades diuréticas, como cola de caballo, alcachofa, etc., que se prescriben para disminuir una acumulación de líquidos que se considera fuera de lo normal.

El agua representa por término medio el 60 por ciento del peso corporal del ser humano. De este porcentaje, dos tercios están formados por el agua intracelular, la que está dentro de los órganos; el tercio restante se corresponde con el plasma y el líquido intersticial.

Clínicamente, los diuréticos son eficaces para tratar la hipertensión arterial, las enfermedades del corazón que causan congestión y acumulación de líquido en los pulmones y otras patologías en que la proporción de agua corporal está alterada y fuera de los niveles normales. En estos casos son muy efectivos y su prescripción y control corresponde el médico especialista.

Pero si se utilizan como parte de un plan para perder peso, aunque se trate de diuréticos naturales, no son aconsejables. Por un lado, no ayudan a quemar grasa, por lo que la bajada ponderal que producen es ficticia, y, por otro, ponen en riesgo nuestra salud porque con los líquidos excesivos que se eliminan a través de la orina se pierden electrolitos. La última consecuencia es que, en el momento en que deja de administrarse el diurético, el organismo recupera rápidamente el volumen de agua perdido para regular las funciones que estaban alteradas.

¿QUÉ SON LOS ELECTROLITOS? ¿POR QUÉ UNA PÉRDIDA DE ELECTROLITOS ES PELIGROSA?

Los electrolitos son los minerales que están presentes en el organismo en forma de iones de carga positiva y negativa, cuya función es mantener el equilibrio en las células del organismo. Son electrolitos el sodio, el potasio, el calcio, el magnesio, etc., y son muy importantes para el funcionamiento del sistema nervioso, el rendimiento muscular y cardiaco, el metabolismo de las proteínas y otras funciones de nuestro organismo.

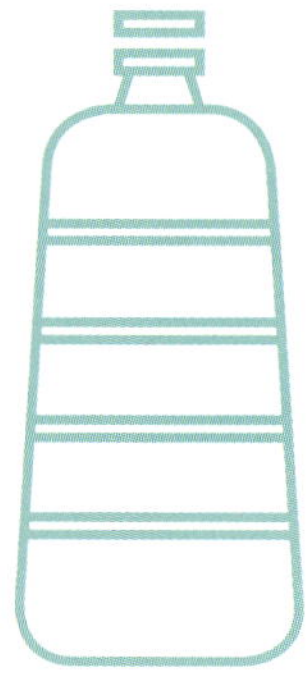

«Los diuréticos hacen perder agua, que se recupera en cuanto dejan de tomarse.»

¿BAJAR KILOS PERDIENDO MASA MUSCULAR?

Otro tipo de dietas causan, junto a la pérdida de peso, una disminución del porcentaje de masa muscular. Esto suele suceder en los siguientes casos:

1. Hemos pasado hambre. Las dietas muy restrictivas hacen que nuestro cuerpo utilice la masa muscular como combustible.

2. Hemos comido menos proteínas de las que deberíamos. Si el aporte de proteína no es correcto, no podremos conservar nuestra masa muscular y esta disminuirá considerablemente.

3. No hemos tomado nada a media mañana ni como merienda. Cuando no ingerimos alimentos cada dos o tres horas, nuestro cuerpo utiliza la masa muscular como combustible en lugar de la grasa que tenemos almacenada.

4. Hemos tenido un pico de estrés que requiere niveles altos de cortisol. Cuando se elevan los niveles de cortisol, nuestro cuerpo prefiere utilizar la masa muscular como combustible.

5. Hemos dejado de practicar deporte bruscamente. Si dejamos de trabajar un músculo, este reducirá su volumen.

Pongamos un ejemplo que seguramente todos nos hemos planteado seguir a la hora de bajar algunos kilos que nos sobran. Se trata de una dieta muy hipocalórica en la que se perdería mayoritariamente masa muscular porque hay muy poca proteína.

✗ ¡Esto no!

DESAYUNO

CAFÉ CON LECHE
+ 1 REBANADA DE PAN INTEGRAL CON TOMATE NATURAL
+ ZUMO NATURAL

MEDIA MAÑANA

1 MANZANA O NADA

COMIDA

ENSALADA DE LECHUGA Y TOMATE
+ 1 FILETE DE POLLO A LA PLANCHA
+ 1 PIEZA DE FRUTA

MERIENDA

1 YOGUR

CENA

MACEDONIA DE FRUTAS CON 1 YOGUR 0 % MG

¿QUÉ OCURRE CUANDO SE PIERDEN KILOS PERO NO SE CAMBIAN LOS HÁBITOS ALIMENTICIOS?

Se puede alcanzar un «peso ideal» haciendo una dieta, pero, si ese proceso no sirve como aprendizaje de unos hábitos de alimentación saludables, al abandonarla se vuelve a las viejas costumbres y poco a poco se van sumando los kilos que tanto nos costó perder.

Este es el caso típico de las dietas en las que se sustituyen algunas comidas por alimentos preparados, como batidos, sopas, etc. Es cierto que con estos métodos en algunos casos se puede perder peso de manera correcta, perdiendo masa grasa y preservando la masa muscular. El problema es que con estas dietas que utilizan sustitutos no aprendemos a comer y, por otra parte, limitan en buena medida nuestra vida social, ya que nos obligan a encerrarnos en casa para adoptar un tipo de alimentación «sintética» sin enfrentarnos a las tentaciones de la vida diaria. Esto es un error de base, ya que la dieta debe adaptarse a nuestra forma de vida, de manera que nos permita mantener permanentemente unas pautas de alimentación saludables.

Por ejemplo, si me tomo una barrita sustitutiva como tentempié de media mañana y merienda durante todo el proceso, cuando termine la dieta no habré aprendido qué otros alimentos puedo tomar para esos tentempiés.

Esas barritas sustitutorias pueden ser cómodas en casos puntuales, pero, desde mi punto de vista, nunca deben tomarse permanentemente o adoptarse como una costumbre. Siempre es mucho mejor tomar alimentos no muy procesados.

¿QUÉ SON LAS DIETAS CETOGÉNICAS?

Las dietas cetogénicas son aquellas en las que se reduce al máximo la ingestión de hidratos de carbono. Estas dietas siempre deben llevar una supervisión muy rigurosa con analíticas periódicas y debemos añadir suplementos como vitaminas, calcio, etc. Como la cantidad de hidratos de carbono que ingerimos se reduce al mínimo, las fuentes de almacenamiento de los mismos en forma de glucógeno en el hígado y los músculos se agotan y el organismo tendrá que buscar por otro lado sus fuentes de energía. Esta energía que necesita la obtiene activando el consumo de grasa corporal, mediante unos procesos químicos que se conocen como «ciclo de Krebs», del que hablaremos en el capítulo *Lo que tienes y lo que no tienes que hacer.*

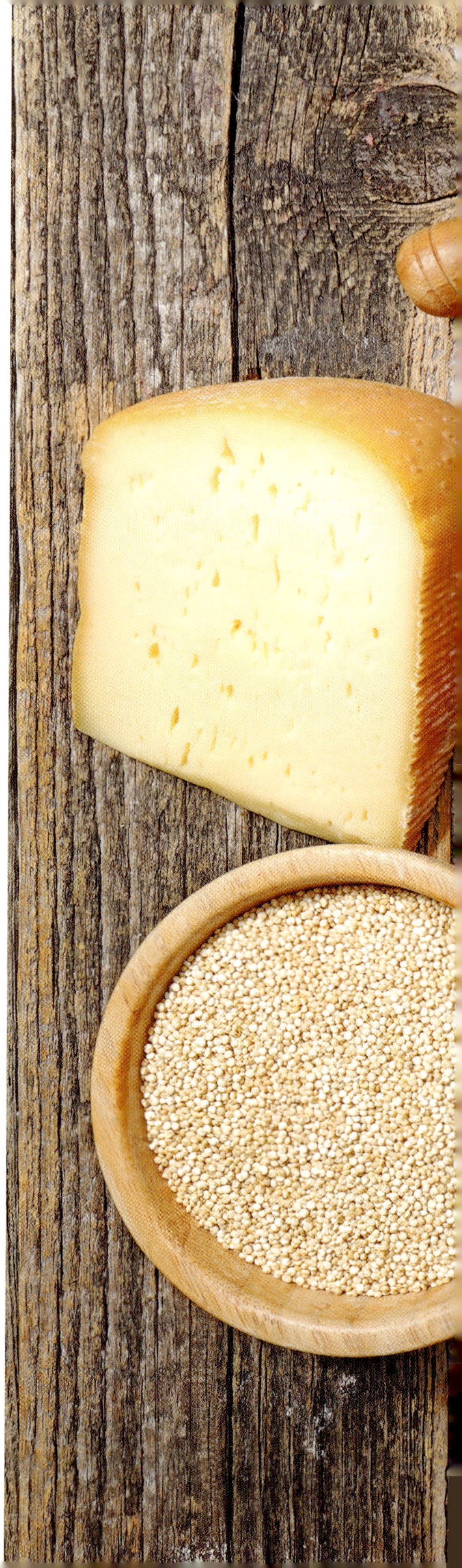

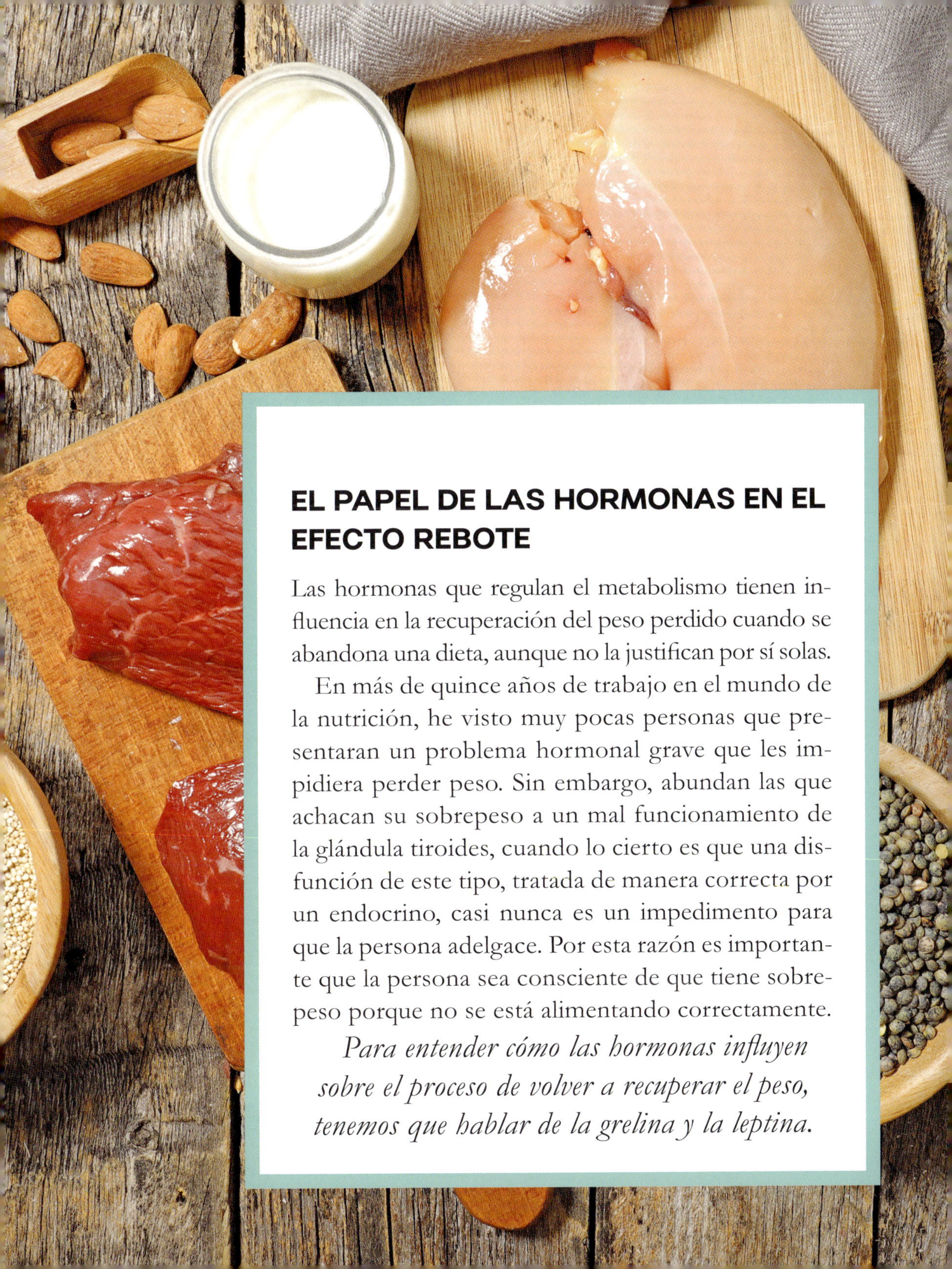

EL PAPEL DE LAS HORMONAS EN EL EFECTO REBOTE

Las hormonas que regulan el metabolismo tienen influencia en la recuperación del peso perdido cuando se abandona una dieta, aunque no la justifican por sí solas.

En más de quince años de trabajo en el mundo de la nutrición, he visto muy pocas personas que presentaran un problema hormonal grave que les impidiera perder peso. Sin embargo, abundan las que achacan su sobrepeso a un mal funcionamiento de la glándula tiroides, cuando lo cierto es que una disfunción de este tipo, tratada de manera correcta por un endocrino, casi nunca es un impedimento para que la persona adelgace. Por esta razón es importante que la persona sea consciente de que tiene sobrepeso porque no se está alimentando correctamente.

Para entender cómo las hormonas influyen sobre el proceso de volver a recuperar el peso, tenemos que hablar de la grelina y la leptina.

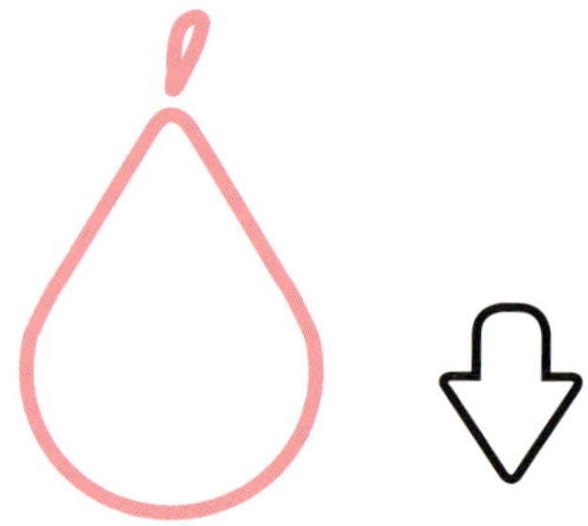

«Las dietas basadas en alimentos preparados sustitutivos de alimentos no nos enseñan a comer.»

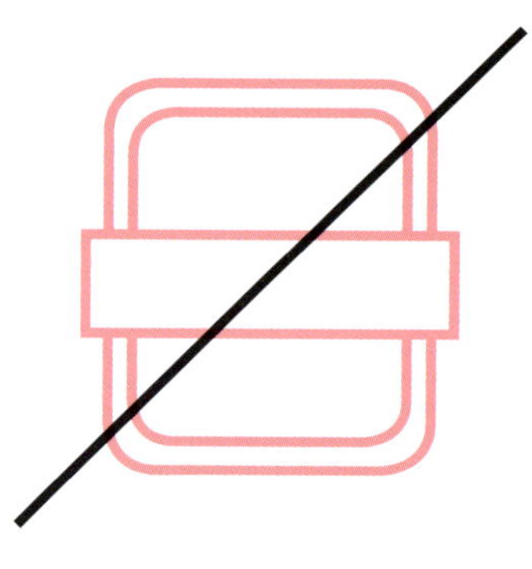

¿QUÉ PAPEL JUEGAN LA GRELINA Y LA LEPTINA A LA HORA DE PERDER PESO?

La **grelina** es una hormona que se genera principalmente en algunas células especializadas del estómago. Es la encargada de generar la sensación de hambre, avisándonos de la necesidad de volver a ingerir los nutrientes necesarios para nuestro organismo. Sus niveles aumentan mucho antes de comer y disminuyen cuando hemos terminado de hacerlo. Se activan de nuevo aproximadamente unas tres horas después de haber terminado de comer.

La **leptina** hace justo lo contrario. Es la hormona antagónica de la grelina y su función principal es suprimir el apetito comunicando a nuestro cerebro que ya estamos totalmente saciados. Se segrega mayoritariamente en el tejido adiposo blanco. Una alteración de la leptina produce una regulación incorrecta del apetito, haciendo que este se dispare y tengamos ganas de comer continuamente.

En personas con obesidad se han encontrado altos niveles de grelina y bajos de leptina. Una buena dieta nos ayudará a mantener bien equilibrados los niveles de grelina y leptina. Por eso es tan importante acostumbrar al cuerpo a ingerir alimentos cada tres o cuatro horas y no saltarse la ingesta de media mañana y la merienda.

Si se sigue una dieta muy restrictiva que conlleva una carencia importante de nutrientes y calorías, el metabolismo se ralentiza y, como no queda energía sobrante, el organismo no la almacena en forma de grasa. Cuando se vuelve a la alimentación habitual, empieza a haber calorías sobrantes, pero el metabolismo está ralentizado como recuerdo de la etapa anterior y la grasa vuelve a acumularse, con el consiguiente aumento de peso.

Un objetivo importante de una buena dieta es evitar que el metabolismo se ralentice, preservando el metabolismo basal. De esta manera, las calorías en reposo, o metabolismo basal (cantidad mínima de calorías necesarias para mantener las funciones vitales del cuerpo), se mantendrán elevadas y partiremos de un buen valor para poder ingerir todo tipo de alimentos.

La clave para conseguir este equilibrio está en las proteínas, ya que estas mantienen la masa muscular y controlan el tejido adiposo. Con un consumo adecuado de proteínas, las calorías en reposo se mantienen elevadas y al dejar la dieta se podrá ingerir todo tipo de alimentos, con moderación, sin volver a ganar peso.

¿CUÁL ES EL GASTO TOTAL DE ENERGÍA QUE YO TENGO A LO LARGO DEL DÍA?

Nuestro organismo no es una excepción al primer principio de la termodinámica o principio de conservación de la energía enunciado por Lavoisier en 1850:

«La energía no se crea ni se destruye solo se transforma.»

Esta ley es cierta a la hora de hablar del gasto calórico que requiere el organismo, pero no sería tan cierto decir:

«Si como más kilocalorías de las que necesita mi cuerpo, engordaré y si tomo menos, adelgazaré.»

Esta afirmación no es del todo cierta porque las «kilocalorías» producen un efecto muy diferente si provienen de hidratos, proteínas o grasas. Lo explicaremos con mucho más detenimiento más adelante, en el capítulo *Aprende a comer aquí y ahora*. Si consumo una gran cantidad de kilocalorías en forma de hidratos de carbono, una parte de estos hidratos de carbono se almacenarán en el hígado y en el músculo en forma de glucógeno. Pero si, a pesar de haber convertido estos hidratos de carbono en glucógeno para poder ser utilizados más adelante, seguimos teniendo altos niveles de hidratos de carbono en sangre, activaremos una serie de reacciones químicas que se engloban bajo el nombre de «lipogénesis», por las cuales mi cuerpo almacenará el exceso de hidratos en forma de grasa. Con la activación de la lipogénesis se normalizan los niveles de glucosa en sangre, impidiendo que nuestro cuerpo padezca un coma diabético.

Con estas aclaraciones pertinentes, creo que es importante saber de dónde proviene mi gasto calórico total. Este valor solo lo utilizaremos a nivel orientativo, pero en ningún caso sumaremos las kilocalorías que vamos gastando a lo largo del día. Lo que sí tendré que tener en cuenta es la composición en hidratos de carbono, proteínas y grasas de los alimentos que ingiero.

Los hombres siempre tienen un gasto calórico mucho mayor que el de las mujeres debido a su mayor masa muscular.

METABOLISMO BASAL

+

DIGESTIÓN DE LOS ALIMENTOS

+

ACTIVIDAD FÍSICA

=

GASTO ENERGÉTICO DIARIO

EL GASTO ENERGÉTICO DE UNA PERSONA A LO LARGO DEL DÍA LO PODEMOS DIVIDIR EN TRES PARTES:

■ **1. METABOLISMO BASAL:** es el gasto energético que nuestro cuerpo consume a lo largo del día para su correcto funcionamiento y para que se realicen las funciones metabólicas esenciales. Depende de la masa muscular y disminuye con la edad.

Existe una ecuación que nos sirve para calcularlo de manera orientativa.

LAS ECUACIONES DE HARRIS-BENEDICT REVISADAS POR MIFFLIN Y ST. JEOR EN 1990	
Hombres	TMB = (10 x peso en kg) + (6,25 × altura en cm) - (5 × edad en años) + 5
Mujeres	TMB = (10 x peso en kg) + (6,25 × altura en cm) - (5 × edad en años) - 161

■ **2. GASTO ENERGÉTICO REQUERIDO PARA HACER LA DIGESTIÓN E LOS ALIMENTOS:** hacer la digestión de los alimentos requiere energía para poder digerir, absorber y metabolizar los nutrientes.

■ **3. GASTO ENERGÉTICO DEBIDO A MI ACTIVIDAD FÍSICA.**

¿CÓMO PODEMOS CONSEGUIR QUE NUESTRO METABOLISMO BASAL NO DISMINUYA?

El objetivo es que nuestro metabolismo no se ralentice y para eso tendremos que preservar nuestro metabolismo basal. Y ahora me preguntaréis: «¿Cómo puedo seguir una dieta sin que mi metabolismo basal se vea perjudicado?». La clave está en las proteínas. De esta manera nuestras calorías en reposo seguirán siendo elevadas y partiremos de un buen valor para poder ingerir alimentos de manera normal.

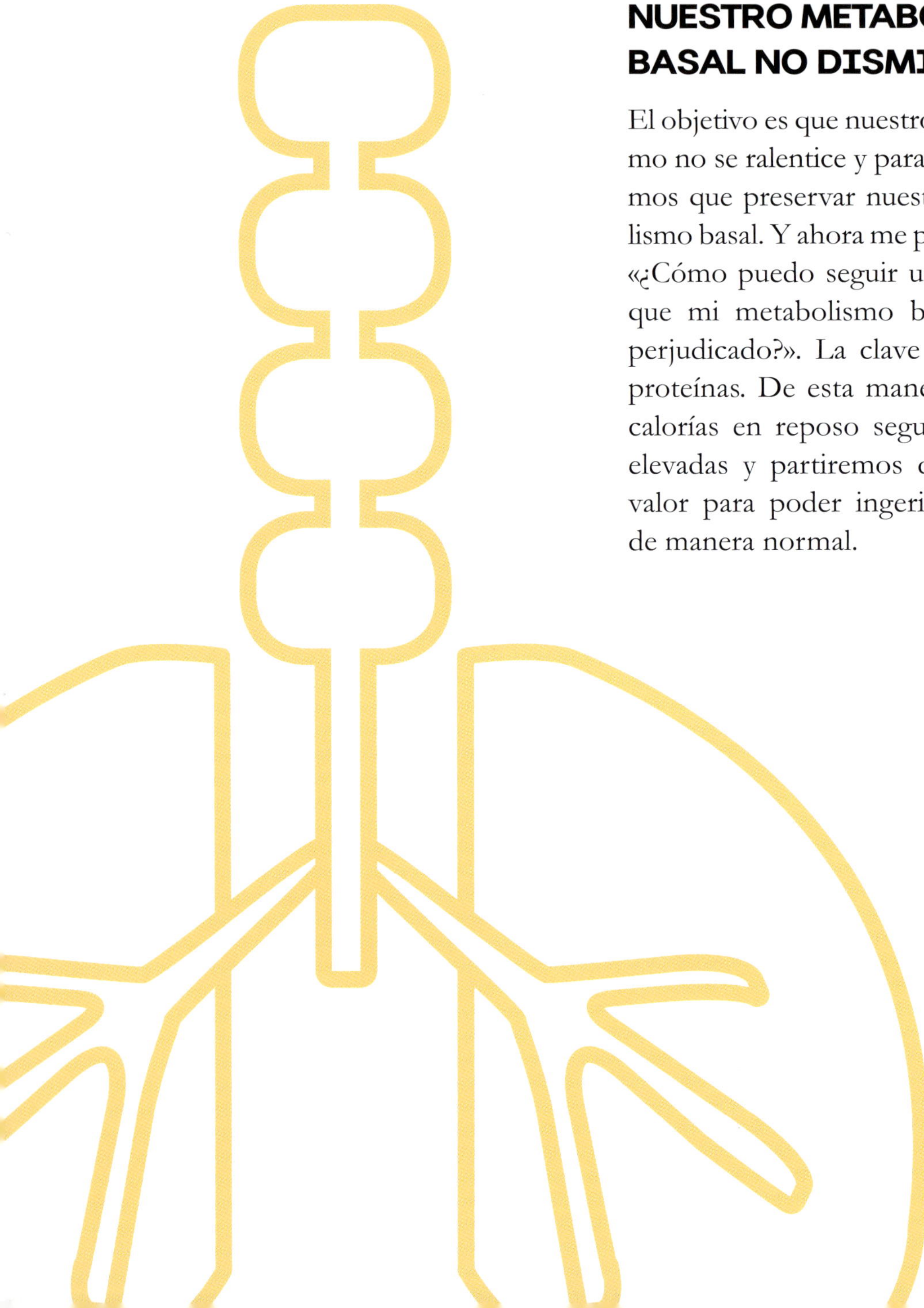

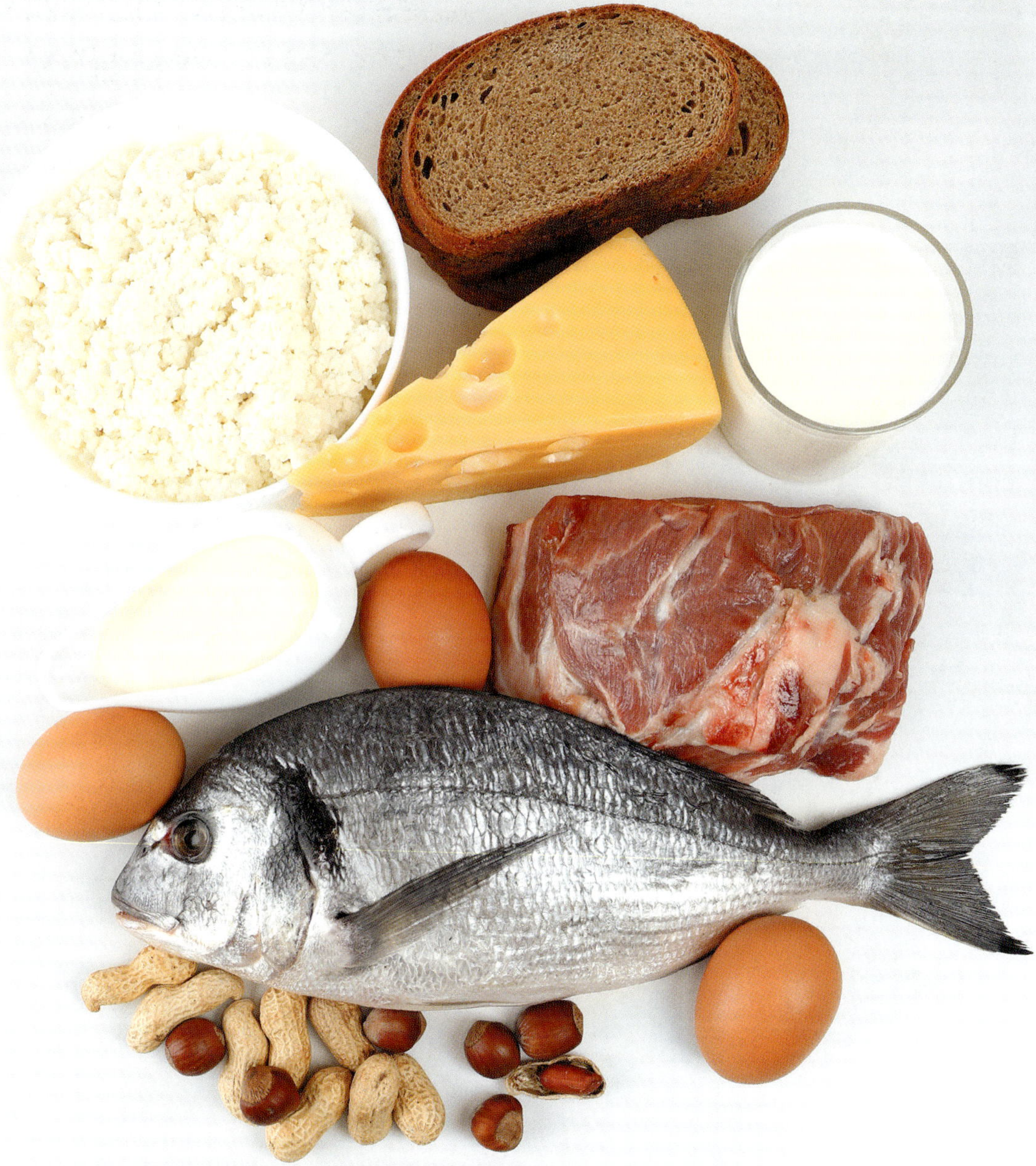

«Las dietas que no tienen efecto rebote son aquellas que mantienen la masa muscular y nos enseñan buenos hábitos alimenticios.»

Tener una buena masa muscular acelera el gasto calórico

Tener una buena masa muscular acelera el gasto calórico.

Ejemplo:

Dos mujeres de 166 cm de estatura y un peso de 60 kilos pueden tener apariencias totalmente distintas:

- La mujer A hace mucho deporte todos los días. Su metabolismo basal es de 1450 kcal y su cuerpo tiene un 13 % de grasa.
- La mujer B no hace nada de deporte. Su metabolismo basal es de 1100 kcal y su cuerpo tiene un 30 % de grasa.

Después de estos dos ejemplos podemos concluir que un buen desarrollo de la masa muscular nos ayudará a tener un buen metabolismo basal y aumentar así las calorías que gastamos en reposo.

Por eso a una persona que mantiene bien su masa muscular durante el periodo de pérdida de peso le resultara muy fácil mantener su peso y podrá evitar el efecto rebote.

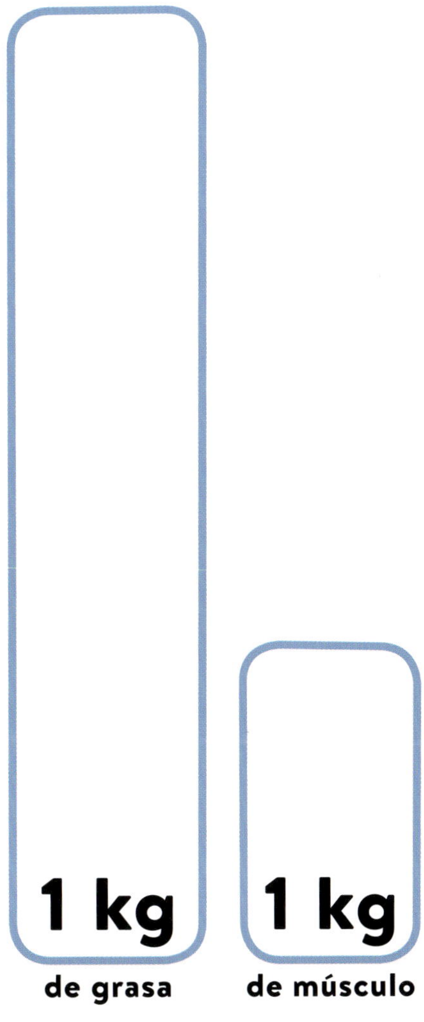

¿LAS PERSONAS CON SOBREPESO TIENEN MUCHA MASA MUSCULAR?

Tened en cuenta que el esqueleto es totalmente laxo; lo que hace que se mantenga erguido y podamos caminar es la masa muscular. Luego las personas que tienen mucho sobrepeso también tienen una masa muscular elevada.

¿LAS PERSONAS CON SOBREPESO IMPORTANTE PERDERÁN MASA MUSCULAR CUANDO PIERDAN PESO?

Hay personas con un sobrepeso importante en las que observamos que, aunque tienen una masa grasa muy por encima de los valores ideales, también tienen un metabolismo basal muy alto. Esto se debe a que gastan mucho de base porque la energía que han de consumir para mantenerlos con el peso que tienen es muy elevada.

Tenemos que intentar que la mayor parte del peso que bajen estas personas sea grasa, pero es muy difícil que no pierdan algo de masa muscular al principio si la persona no hace deporte.

Lo que suele ocurrir es que la grasa baja de manera importante, y la masa muscular en menor medida. La persona que tiene sobrepeso tiene también una masa muscular importante, la necesaria para poder desplazar ese peso.

De todos modos, a menudo nos hemos encontrado con pacientes que después de haber perdido 25-30 kilos comienzan a sentirse mucho más ligeros y se animan a practicar deporte, haciendo así que su masa muscular aumente.

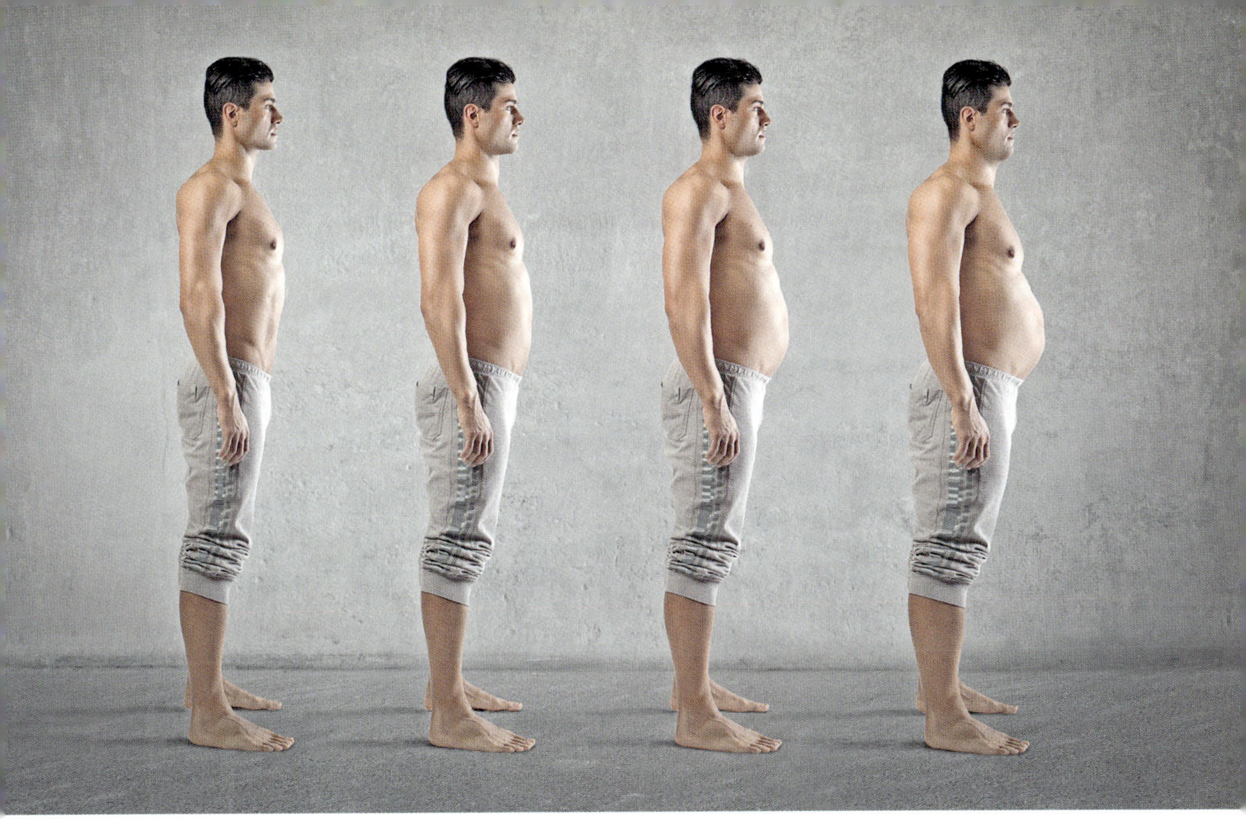

¿CÓMO AFECTA EL EFECTO REBOTE A MI ORGANISMO?

El efecto rebote es fatal para mi organismo. Cuando hacemos una dieta con efecto rebote en la que perdemos, por ejemplo, 10 kilos, mayoritariamente de agua y de masa muscular, volveremos a recuperarlo en poco tiempo y en forma de grasa.

Si hacemos una dieta en la que nuestro cuerpo se siente agredido haciendo que baje nuestro metabolismo basal, en cuanto volvamos a comer gastaremos mucho menos de base y lo recuperaremos en forma de grasa.

Después de una dieta con efecto rebote podemos concluir que puede que pesemos lo mismo que cuando empezamos la dieta, pero tendremos menos masa muscular, menos metabolismo basal y más grasa.

Veamos un ejemplo en la página siguiente.

Caso de estudio 2

Dos pacientes de 43 años vienen a revisión después **de quince días controlando su alimentación.** En el primer caso, la paciente ha bajado 2 kilos, todos de grasa, y ha mantenido su masa muscular intacta.
En el segundo caso, la paciente también ha perdido 2 kilos, pero todo ha sido de masa muscular.

En los dos casos la pérdida de peso ha sido la misma, pero solo una lo ha hecho correctamente.
Cuando hablamos con la persona que solo ha bajado masa muscular, nos dirá:

- «Estoy agotada.»
- «Paso hambre.»
- «Se me está haciendo muy dura la dieta.»
- «Estoy cansada.»
- «No puedo hacer deporte.»

¿QUÉ HA PASADO?

Le ha bajado masa muscular porque no ha protegido su masa muscular de forma correcta, siguiendo las cinco reglas, de las que hablaré a partir de la página 149.

- Ha ingerido menos proteínas de las que debía en las ingestas (por ejemplo, una ensalada verde solo con una lata de atún pequeña),
- se ha saltado las ingestas de media mañana y las meriendas,
- ha hecho deporte con el estómago vacío,
- ve la dieta como un sacrificio que ha realizado durante estos quince días, pero está segura de que no la podrá mantener en el tiempo.

¿QUÉ HA HECHO DIFERENTE LA MUJER QUE SOLO HA BAJADO GRASA?

Si le preguntamos a la persona que solo ha bajado grasa nos dirá:

- «No he pasado hambre, he llegado bien a la comida y a la cena gracias a las ingestas de media mañana y merienda.»
- «Nunca me he saltado ninguna ingesta, he tenido cuidado de no hacer deporte con el estómago vacío y siempre he mezclado los hidratos con las proteínas.»

Las dietas muy restrictivas no funcionan. Puede que perdamos peso, pero os puedo asegurar que mayoritariamente lo que perdemos es masa muscular y grasa, por lo que **tenemos el efecto rebote garantizado.**

PACIENTE 1

Peso

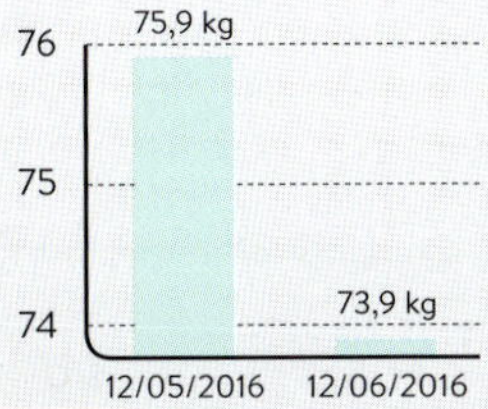

IMC

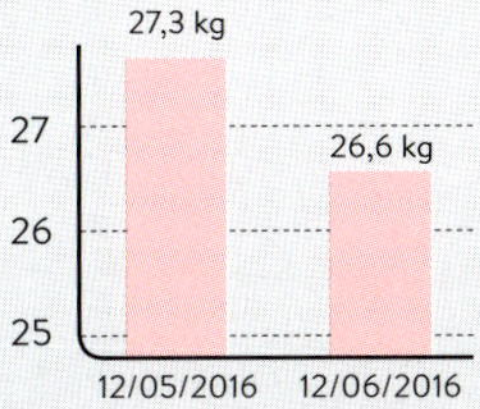

Masa grasa

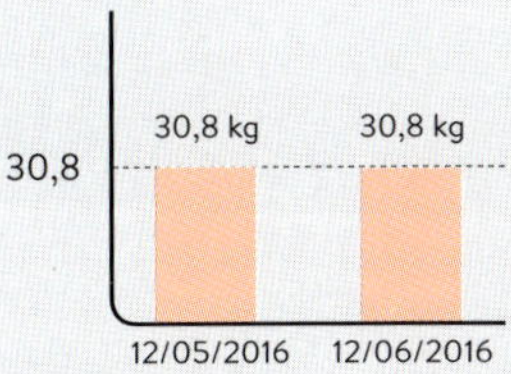

Masa libre de grasa

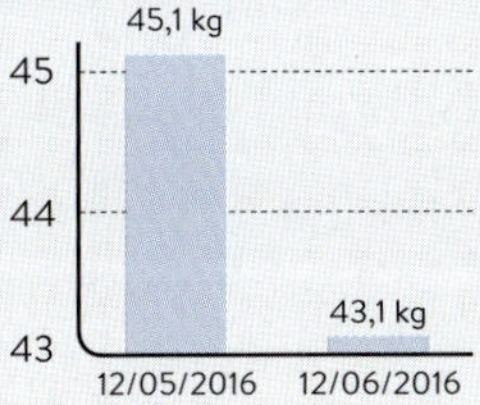

Agua

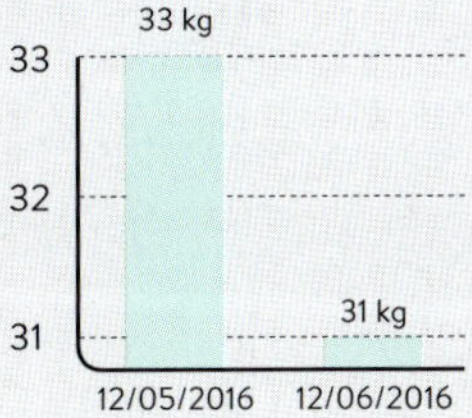

PACIENTE 2

Peso

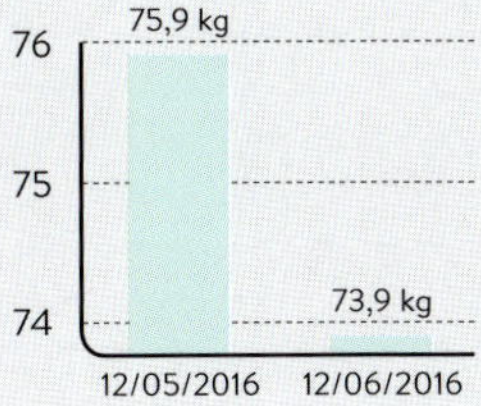

IMC

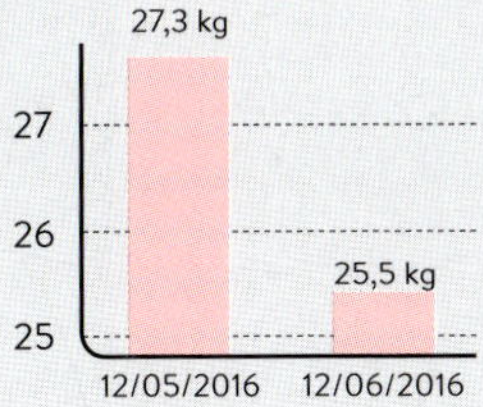

Masa grasa

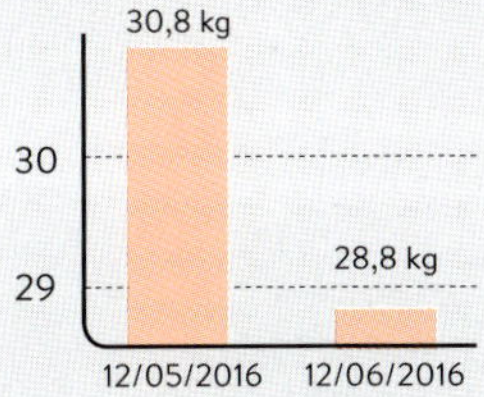

Masa libre de grasa

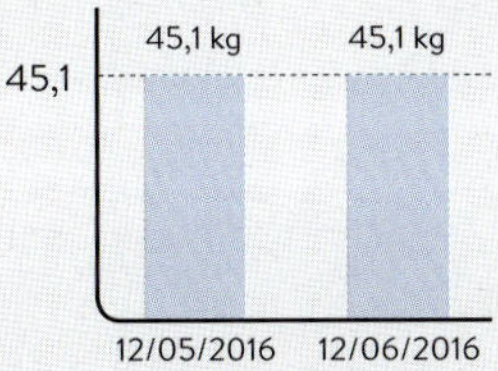

Agua

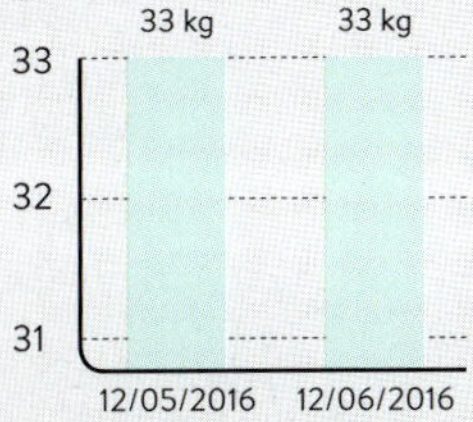

¿Los hidratos de carbono están solo en alimentos como el pan, el azúcar, los cereales y las legumbres?

¿Es saludable eliminar cualquier tipo de grasa de nuestra dieta?

¿Qué ocurre si no consumimos una cantidad suficiente de proteínas?

¿Es cierto que todos los hidratos de carbono engordan?

¿Comer mucha fruta y verdura nos hace perder peso?

Los alimentos: un mundo de posibilidades

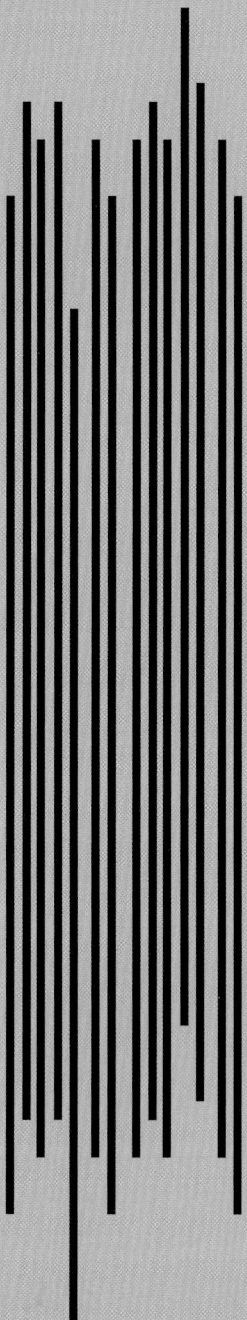

«Comer es una necesidad, pero comer de forma inteligente es un arte.»

FRANÇOIS DE LA ROCHEFOUCAULD

Muchas personas creen que las kilocalorías son independientes de los alimentos que las aportan.

PONGAMOS UN EJEMPLO:

- Si debemos consumir al cabo del día 1600 kilocalorías, da igual qué tipo de alimentos nos las aporten, el efecto que producirán en mi cuerpo será siempre el mismo.
- Si me paso de esa cifra, coma lo que coma, engordaré y, si no me paso, me mantendré delgado.

Pero esta creencia es errónea. Una kilocaloría no produce el mismo efecto si proviene de un hidrato de carbono, de una proteína o de un lípido.

Una kilocaloría produce un efecto muy diferente dependiendo de la composición en macronutrientes que posee el alimento del que procede.

LOS CLASIFICAREMOS EN CUATRO GRUPOS:
1. HIDRATOS DE CARBONO
2. PROTEÍNAS
3. LÍPIDOS O GRASAS
4. OTROS NUTRIENTES: FIBRA, VITAMINAS, MINERALES

CARBOHIDRATOS, GLÚCIDOS O HIDRATOS DE CARBONO

Los carbohidratos, glúcidos o también conocidos como hidratos de carbono son la misma manera de nombrar a unas moléculas orgánicas Cn(H2O)n que en su composición tienen mayoritariamente átomos de carbono, hidrógeno y oxígeno. A nivel energético nos aportan 4 kilocalorías por cada gramo. Los hidratos de carbono son la forma principal de almacenamiento y consumo de energía por nuestro organismo. Se encuentran en mayor proporción en los vegetales, formando parte de sus paredes celulares, y, en menor proporción, en los animales en forma de glucosa o de glucógeno. Los glúcidos poseen dos funciones fundamentales:

1. Son moléculas energéticas que pueden ser utilizadas de manera inmediata en forma de glucosa o pueden ser almacenados para ser utilizadas cuando se necesiten en forma de almidón en los vegetales y en forma de glucógeno (almacenadas en el hígado o músculo) en los animales.
2. Poseen una función estructural, formando parte de la pared celular de los vegetales.

Los alimentos que mayoritariamente tienen en su composición hidratos de carbono son de origen vegetal.

Si nos preguntan qué son los hidratos de carbono, la mayoría de nosotros pensaremos en arroz, pasta, legumbres y cereales. Pero, al contrario de lo que cree mucha gente, las frutas y las verduras también están compuestas mayoritariamente por hidratos de carbono, bien sea en forma de glucosa o de fructosa.

Por eso tiene sentido afirmar que los hidratos de carbono son «todo lo que nace de la tierra».

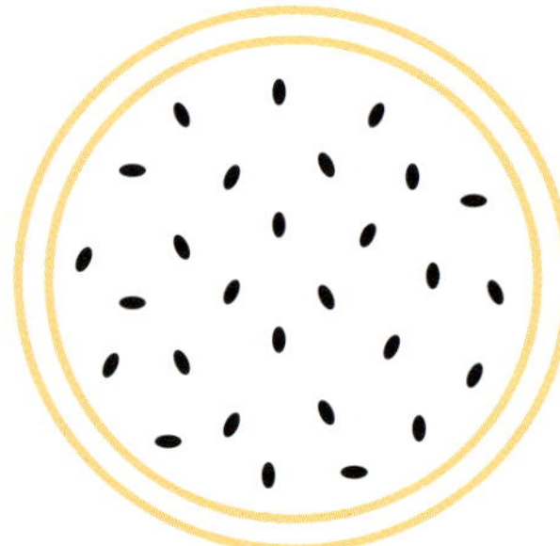

«Los hidratos de carbono son todo lo que nace de la tierra.»

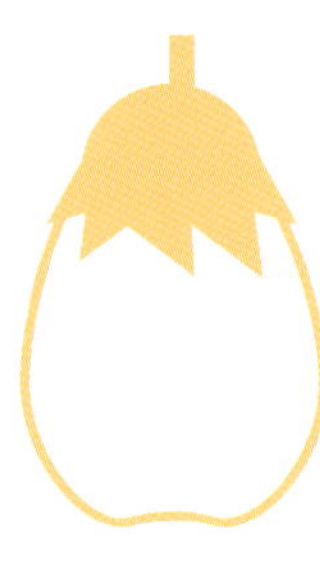

Los hidratos de carbono son fundamentales en nuestra dieta. Nos dan la energía que necesitamos y además, de manera mayoritaria, los alimentos que los contienen nos aportan vitaminas, minerales y fibra, indispensables para nuestro organismo.

¿LOS CEREALES NOS ENGORDAN Y LAS FRUTAS O LAS VERDURAS NOS ADELGAZAN?

Entre las personas que deciden empezar a cuidarse está muy extendida esta idea. Cuando alguien quiere perder peso, lo que hace en muchos casos es incrementar de manera sustancial el consumo de frutas y verduras. ¿Cuántas veces has empezado a cenar solo fruta para perder peso y no pierdes ni 100 gramos? ¿Qué ha pasado? La clave está en que nuestro metabolismo tiende a mantener estables los niveles de glucosa en sangre a lo largo del día. Si tomamos un plato de verduras o legumbres solas, eliminando las proteínas que solíamos tomar antes como segundo plato, se elevará nuestro nivel de glucosa en sangre y el páncreas empezará a secretar insulina para volver a equilibrarlo.

¿TODOS LOS HIDRATOS DE CARBONO ENGORDAN?

A menudo identificamos los hidratos de carbono del tipo pasta, arroz, pan, cereales o legumbres como alimentos que creemos que nos engordarán y que tendremos que desterrar de nuestra dieta si queremos bajar de peso. Pero os diré que no debemos hacerlo, ya que aportan energía y nutrientes imprescindibles para el organismo, aunque sí es muy importante que sepamos cómo combinarlos.

A lo largo de los años que llevo dedicándome al mundo de la nutrición han sido muchas las veces en las que me he encontrado con personas, especialmente mujeres, que llevaban años sin tomar este tipo de hidratos «porque engordan» sin obtener resultados a la hora de bajar peso.

Sin embargo, si los hidratos de carbono se combinan con proteínas, como carne o pescado, los niveles de glucosa se mantienen estables y no se produce ese pico de insulina cuyas consecuencias veremos un poco más adelante.

Es cierto que algunas legumbres como las lentejas tienen una proporción de proteína, pero es muy baja en comparación con la de hidratos de carbono que poseen (9 gramos de proteína frente a 20 gramos de hidratos de carbono por cada 100 gramos); y esta proporción es mucho menor si hablamos de arroz (2,7 gramos de proteína frente a 28 gramos de hidratos de carbono por cada 100 gramos).

¿POR QUÉ LOS JAPONESES SON GENERALMENTE DELGADOS, SI EL ARROZ Y LA PASTA SON INGREDIENTES FUNDAMENTALES DE SU DIETA?

El que los japoneses, en general, se mantengan delgados, a pesar de que su dieta incluye pasta y arroz en abundancia, nos sirve como ejemplo de por qué es más importante el efecto que determinados alimentos produce sobre los niveles de glucosa en sangre de nuestro organismo que el número de kilocalorías que aportan.
En la cocina japonesa lo hacen muy bien, introduciendo, siempre que consumen una ración de hidrato complejo, como pasta o arroz, una buena porción de proteína, que puede ser pescado, cerdo o pollo.

¿CÓMO SE CLASIFICAN LOS HIDRATOS DE CARBONO?

Existen varias maneras de clasificar los hidratos de carbono:

1. Si nos fijamos en su estructura molecular podremos clasificarlos en **simples y complejos**.
    a. Los hidratos de carbono simples son monosacáridos formados por una sola molécula, como, por ejemplo, glucosa, fructosa, ribosa y galactosa, o bien disacáridos, formados por la unión de dos monosacáridos mediante un enlace glucosídico como la sacarosa (unión de una molécula de fructosa con una de glucosa) o la lactosa (unión de galactosa y glucosa). Los encontramos principalmente en las frutas, lácteos y verduras.
    b. Los hidratos de carbono complejos son aquellos cuyas moléculas están formadas por la unión de tres o más azúcares, cuyos enlaces tendremos que romper a la hora de hacer la digestión. Los encontramos en cereales, legumbres, verduras, algunas frutas y lácteos.
2. Si nos fijamos en el efecto que producen en los niveles de glucosa en sangre al ser ingeridos. Para ello deberemos conocer dos conceptos que se conocen como índice glucémico y carga glucémica. Por ejemplo, 50 gramos de hidratos de carbono provenientes del pan y 50 gramos de hidratos de carbono provenientes del azúcar refinado producen un **efecto totalmente diferente** en los niveles de glucosa en sangre (glucemia). Este efecto se calcula mediante el **índice glucémico** (David J. Jenkins, 1980).

Teniendo en cuenta su índice glucémico, podemos clasificar los alimentos compuestos mayoritariamente por hidratos de carbono en dos grupos:

- **a.** Alimentos con un índice glucémico alto, que elevan el nivel de glucosa y en consecuencia hacen que el páncreas secrete abundante insulina para nivelar la glucosa en sangre.
- **b.** Alimentos con un índice glucémico bajo, que al ser ingeridos producen menor elevación de la glucosa en sangre.

El índice glucémico tiene sus limitaciones y nos puede llevar a error, ya que no tiene en cuenta la porción comestible del alimento. Para subsanar ese error utilizaremos la carga glucémica, que sí tiene en cuenta la porción comestible de cada alimento.

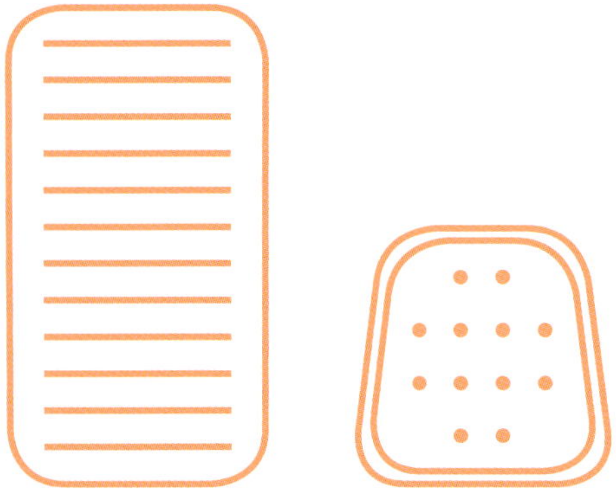

El pan blanco tiene un índice glucémico elevado, pero, como una ración de pan normal tiene alrededor de 30 gramos, su carga glucémica será media.

Un plato de pasta tiene un índice glucémico medio, pero la ración que comemos suele ser grande, aproximadamente 100 gramos, con lo cual su carga glucémica es alta.

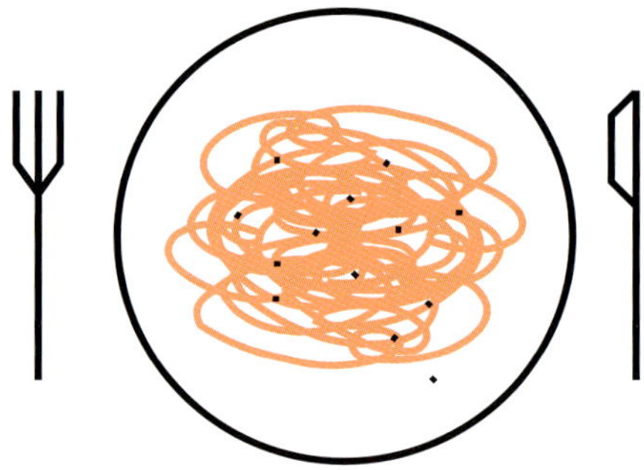

LA CARGA GLUCÉMICA EXPLICA EL EFECTO QUE PRODUCE DETERMINADO ALIMENTO EN NUESTRO ORGANISMO TENIENDO EN CUENTA LA PORCIÓN COMESTIBLE DE DICHO ALIMENTO.

A la hora de clasificar qué alimentos son mejores para conseguir nuestro objetivo, nunca nos fijaremos en las kilocalorías que posee cada uno de ellos sino en un concepto que se conoce como «carga glucémica», que nos explicará el efecto que producen en nuestro cuerpo cuando los ingerimos.

HIDRATOS DE CARBONO Y CARGA GLUCÉMICA

Un alimento puede tener un índice glucémico muy elevado, pero si lo consumes en una cantidad muy pequeña apenas tendrá incidencia sobre tu glucemia.

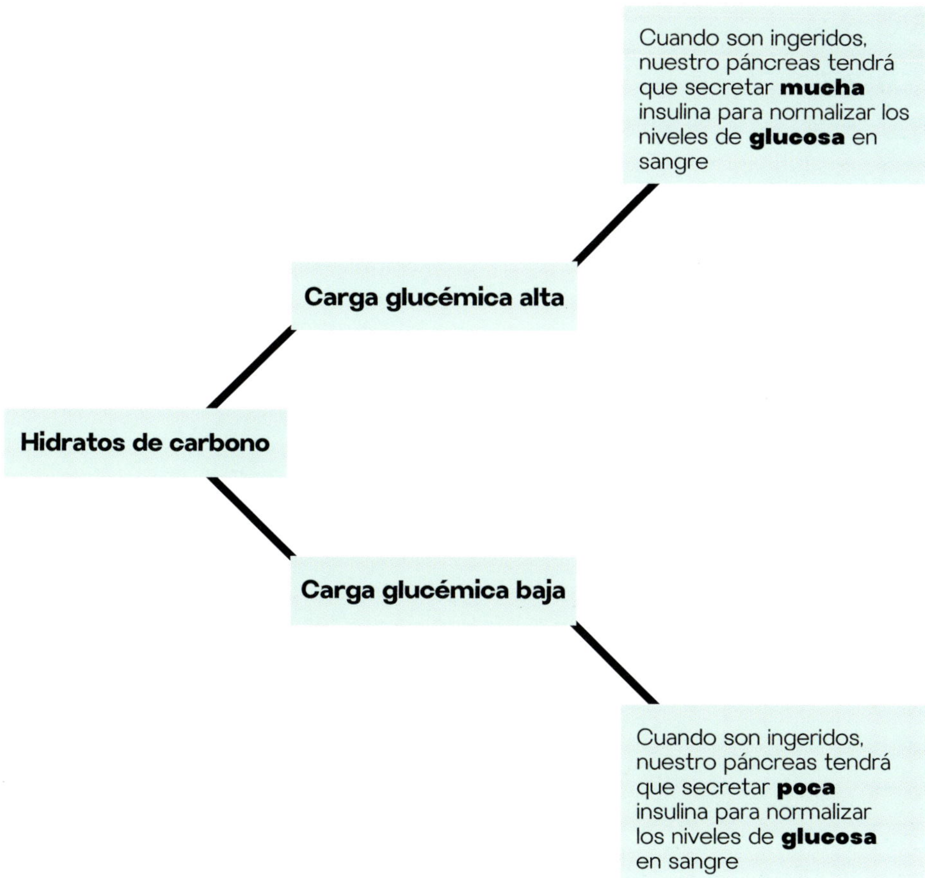

ALIMENTOS CON CARGA GLUCÉMICA BAJA ≤ 10
ALIMENTOS CON CARGA GLUCÉMICA INTERMEDIA 11-19
ALIMENTOS CON CARGA GLUCÉMICA ALTA ≥ 20

	Índice glucémico	Ración	Carga glucémica
Plátano	62	120	16
Mango	51	120	8
Maíz	62	80	11
Patata cocida	66	150	13
Fresas	40	120	1
Melocotón	64	60	28
Miel	55	25	20
Uvas	43	120	7
Kiwi	47	120	5
Arroz hervido	47	180	23
Macarrón	64	150	23

¿QUÉ SUCEDE EN NUESTRO ORGANISMO CUANDO COMEMOS?

Los niveles de glucosa en sangre en ayunas se deben encontrar entre 70-100 mg/dl. Cuando se elevan, después de desayunar, las células beta del páncreas secretan insulina para volver a normalizarlos (más adelante veremos con más detenimiento lo referente al control de la insulina). Dos horas después de haber comido, los niveles de glucosa en sangre deben ser inferiores a 140 mg/dl. Para ello, una parte de esa glucosa se almacenará en el hígado y en el músculo en forma de glucógeno para ser utilizado más adelante, cuando sea necesario. El resto se convertirá en grasa mediante la lipogénesis.

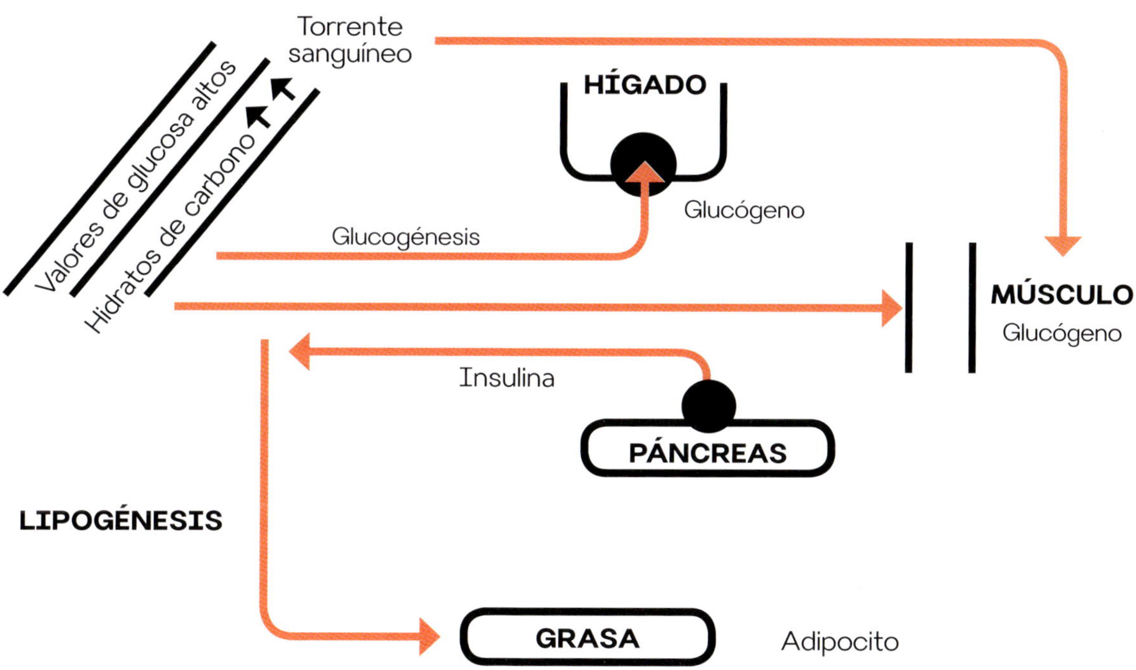

PRESTEMOS UN POCO MÁS DE ATENCIÓN A ESTE PUNTO

Cuando los hidratos de carbono penetran en el torrente sanguíneo a través del intestino delgado, se produce una elevación de la glucosa en sangre. Para volver a normalizar los niveles de glucosa en sangre, el cuerpo tendrá que secretar insulina. En este momento ocurren dos cosas:

▪ LA GLUCONEOGÉNESIS

Una parte de esa glucosa que se encuentra en la sangre se convierte en glucógeno, que es una fuente de energía de nuestro organismo. Lo guardará para más adelante en el hígado principalmente y en el músculo. La capacidad de almacenamiento de glucosa en el hígado y en el músculo en forma de glucógeno es muy limitada.

▪ LA LIPOGÉNESIS

Para normalizar los niveles de glucosa en sangre, lo que tendrá que hacer nuestro organismo es transformar la glucosa en grasa. Esto se hace mediante dos vías. Una primera vía en el hígado: la glucosa se transformará en grasa y de ahí pasará a la sangre, donde viajará al tejido adiposo. Una segunda vía ocurre en los tejidos, donde la glucosa se transforma en grasa y se almacena en los mismos.

Podemos concluir que los alimentos con carga glucémica muy alta hacen que se eleven mucho los niveles de glucosa en sangre, con su consecuente derivación a grasa.

Ahora ya estamos capacitados para entender las dos primeras reglas que tendremos que tener siempre presentes para el cambio que vamos a dar a la hora de alimentarnos.

REGLA 1. Cuidado con tomar nada que nace de la tierra solo, es decir, hidratos de carbono solos, y menos si tienen UNA CARGA GLUCÉMICA ELEVADA.

(Hay cinco reglas que nunca podremos saltarnos y esta es la primera.)

REGLA 2.

Cuidado con los hidratos de carbono líquidos.

Cuidado con los zumos de fruta o de verduras y con el gazpacho en verano.

¿Qué pasa con el gazpacho y con los zumos?

El gazpacho es la versión más antigua de los zumos detox que se han puesto ahora tan de moda, e incluso son utilizados como sustitutivo de comidas. Si los analizamos desde el punto de vista nutricional, son fantásticos. Casi todos están formados por una gran variedad de frutas y verduras crudas que le aportarán al organismo gran cantidad de vitaminas y minerales. Y tampoco tienen por qué tener un número elevado de calorías.

¿Pero qué ocurre realmente cuando ingerimos esta clase de zumos?

Si nos tomamos un zumo de frutas o verduras (hidrato de carbono líquido) o un gazpacho, el vaciado gástrico es muy rápido y ese hidrato de carbono pasa enseguida al torrente sanguíneo, siendo filtrado a través del intestino. En ese momento se produce una elevación de los niveles de glucosa en sangre, y para contrarrestarla el páncreas secreta insulina, con la correspondiente activación de la gluconeogénesis y la lipogénesis, que hemos explicado anteriormente.

ENTONCES, ¿EL ZUMO Y EL GAZPACHO SON MALOS? JAMÁS HAREMOS ESTA AFIRMACIÓN POR LOS NUTRIENTES QUE NOS APORTAN (UNA MARAVILLA), PERO SÍ TENDREMOS QUE TOMARLOS CON MUCHA PRECAUCIÓN POR EL EFECTO QUE PRODUCEN EN EL CUERPO.

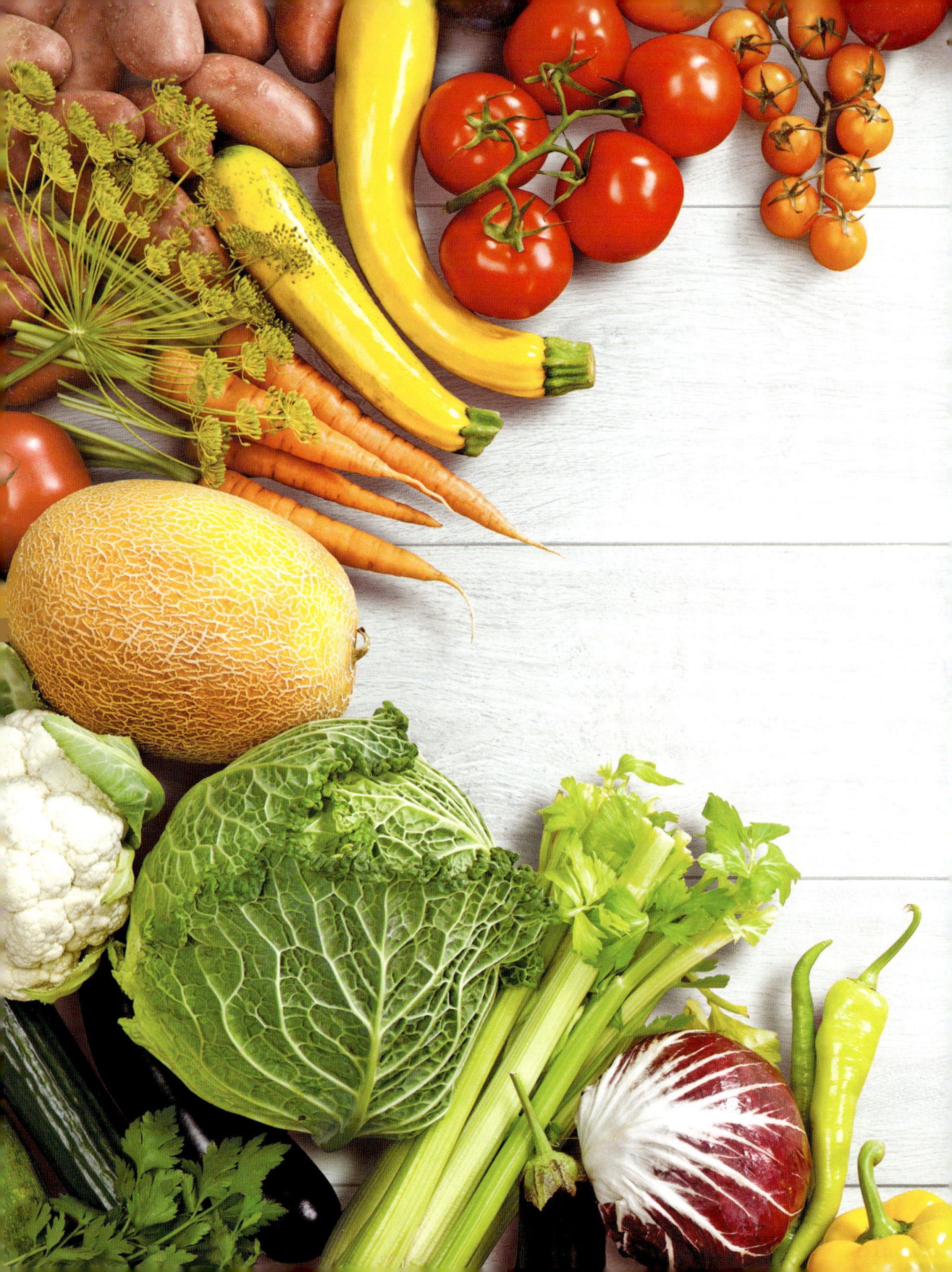

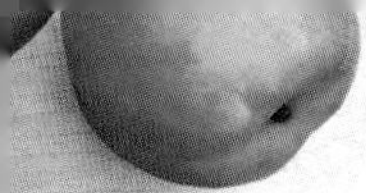

¿DEBO TENER PRECAUCIÓN AL TOMAR CIERTAS FRUTAS Y VERDURAS?

Si queremos controlar nuestros niveles de glucosa en sangre, sería recomendable tomar ciertas frutas o verduras con precaución. Nos fijaremos en el efecto que producen sobre nuestro nivel de glucosa en sangre al ser ingeridas.

¿CON QUÉ FRUTAS TENGO QUE TENER ESPECIAL CUIDADO?

- Plátano
- Mango
- Higos
- Uvas
- Chirimoya
- Picotas o cerezas
- Melón
- Papaya
- Caqui
- Aguacate

La mayoría de ellas son frutas que poseen una carga glucémica elevada, aunque también incluimos frutas como las **picotas** o **cerezas**, ya que, aunque no tienen una carga glucémica muy elevada, se suelen consumir en grandes cantidades. No sé vosotros, pero yo soy incapaz de tomar solo 5 o 6.

El aguacate es una fruta. En este caso no tendremos que tener cuidado a la hora de consumirlo por su carga glucémica, sino por la cantidad de grasa saludable, pero grasa al fin y al cabo, que contiene. Tomado con moderación no nos acarreará ningún problema, pero es importante al principio consumirlo con moderación, por eso está en esta lista.

¿CON QUÉ OTROS ALIMENTOS TENDRÉ QUE TENER CUIDADO?

- Guisantes
- Habas
- Maíz
- Remolacha
- Patata
- Calabaza
- Pimiento rojo
- Zanahoria cocida
- Legumbres
- Pasta
- Arroz

Las zanahorias crudas tienen una carga glucémica baja y serían perfectas para añadirlas a una ensalada o para tomarlas a media mañana y como merienda junto con una proteína. Sin embargo, cuando las cocinamos, sus cadenas de hidratos de carbono se hidrolizan, formando moléculas de azúcares más pequeñas, cuya digestión es más corta. Esto da lugar a que su carga glucémica se eleve y por eso se encuentran en esta lista.

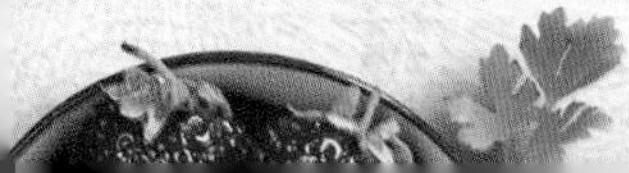

¿Y LA FIBRA?

No debemos olvidarnos nunca de la fibra que nos aportan los hidratos de carbono. Si la analizamos desde el punto de vista nutricional, la fibra no se puede considerar como un nutriente, pero desempeña una función muy importante en procesos fisiológicos de vital importancia para nuestro organismo.

La fibra estimula los movimientos peristálticos del intestino y tiene una función prebiótica, sirviendo como alimento de nuestra microbiota intestinal.

Una dieta equilibrada debe tener el aporte de fibra dietética necesario para prevenir no solo el estreñimiento sino enfermedades cardiovasculares, diabetes, etc.

Lo recomendable es tomar alrededor de 25 gramos de fibra al día.

Hay dos tipos de fibra: soluble e insoluble.

LA FIBRA SOLUBLE incluye sustancias como inulina, pectinas, frutos oligosacáridos y gomas. Está presente en legumbres, en cereales como la avena y la cebada, en frutas como la manzana, cítricos, fresas, zanahoria.

Juega tres papeles muy importantes:

1. Es capaz de captar agua. Ralentiza la absorción de grasas y glúcidos.
2. Reduce el tiempo de la elevación de la glucemia después de las comidas.
3. Tiene un efecto prebiótico, sirviendo como alimento para nuestra microbiota intestinal.

Los cereales integrales contienen una gran cantidad de fibra soluble y esa es la razón por la que se utilizan a la hora de controlar el peso, ya que hacen que la absorción de glúcidos y lípidos sea más lenta. La elevación de los niveles de glucosa en sangre es menor si se consume fibra soluble y, por tanto, se activará menos la lipogénesis. Por eso siempre será mejor que el pan que tomemos a lo largo del día sea siempre integral.

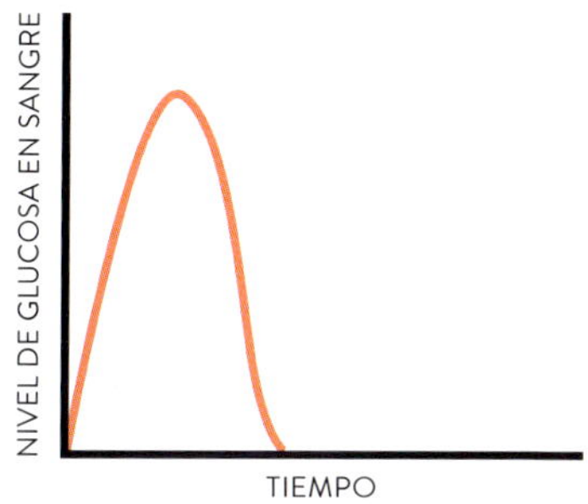

Sin fibra soluble

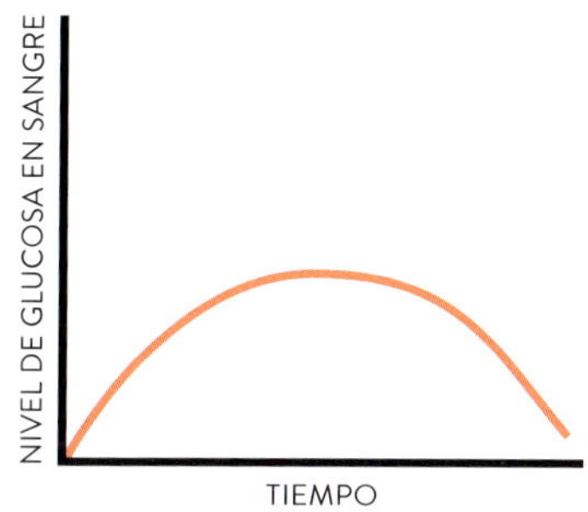

Con fibra soluble

ESTA ES LA RAZÓN POR LA CUAL UTILIZARÉ CEREALES INTEGRALES.

LA FIBRA INSOLUBLE: en este grupo se incluyen sustancias como la celulosa, la lignina, el almidón resistente y la hemicelulosa. Se encuentra en alimentos como el salvado de trigo, los granos enteros, como los del arroz integral, algunas verduras, como las espinacas, algunas frutas, como la uva, y en los cereales. Su principal efecto es el de limpiar las paredes del intestino y aumentar el volumen de las heces. Es muy importante para un correcto funcionamiento del tránsito digestivo.

¿DÓNDE ESTÁ LA FIBRA?

En el siguiente cuadro podemos ver dónde se encuentra cada tipo de fibra, los alimentos que la contienen y sus efectos sobre el organismo.

TIPO DE FIBRA	DÓNDE SE ENCUENTRA	QUÉ ALIMENTOS LA CONTIENEN	QUÉ EFECTO PRODUCE
Soluble	Inulina Pectinas Gomas Frutos oligosacáridos	Avena, legumbres, cebada, manzana, frutas cítricas, fresas, zanahorias	Retrasan el vaciamiento gástrico. Reducen la elevación de la glucemia tras la toma de alimento
Insoluble	Celulosa Lignina Hemicelulosa Almidón resistente	Harina de trigo integral, salvado de trigo, cereales integrales, semillas, lechuga, espinacas, acelga, repollo, brócoli, uva, uvas pasas, frutas secas	Controlan los niveles de colesterol y aumentan el tamaño de las heces, previniendo el estreñimiento

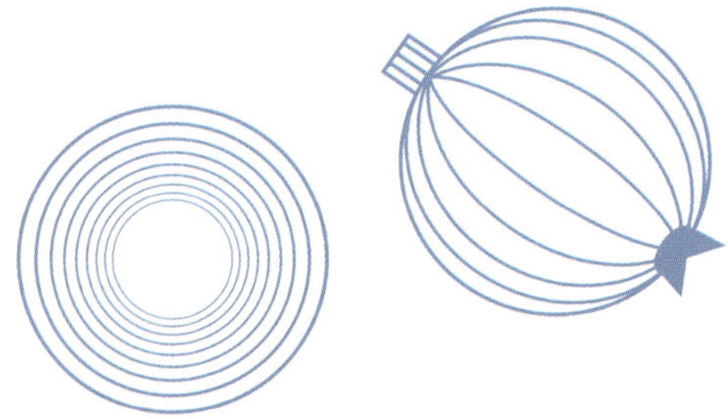

¡NO QUIERO SER UNA HIDRATERA!

¿Te has preguntado este verano cuando caminabas por la playa por qué las mujeres cada vez más jóvenes e incluso delgadas tienen celulitis y flacidez? La respuesta es porque son unas «hidrateras». Su dieta está basada prácticamente en hidratos de carbono y carece de proteínas y grasas.

Por ejemplo, toman como desayuno un zumo de verduras o frutas. A media mañana, una manzana. Su comida de mediodía consiste en una ensalada con una pequeña porción de pollo (con suerte). Meriendan un yogur o una fruta y cenan otra ensalada o solo fruta.

Se mantienen delgadas porque el aporte calórico es muy bajo, pero su masa muscular también está muy baja. En consecuencia tienen un metabolismo basal (la cantidad de energía que consumimos en reposo) muy bajo, porque este depende de la cantidad de masa muscular que tenemos en nuestro organismo.

Su metabolismo va bajando poco a poco, porque recurre con frecuencia a la masa muscular como fuente de energía.

El colágeno y la elastina son proteínas estructurales. Como todas las proteínas, están formadas por aminoácidos. Si nuestra alimentación se basa mayoritariamente en los hidratos de carbono, nos faltarán los aminoácidos esenciales que nuestro cuerpo no puede sintetizar, y el colágeno y la elastina no se podrán formar de manera correcta, por lo que aparecerá la flacidez.

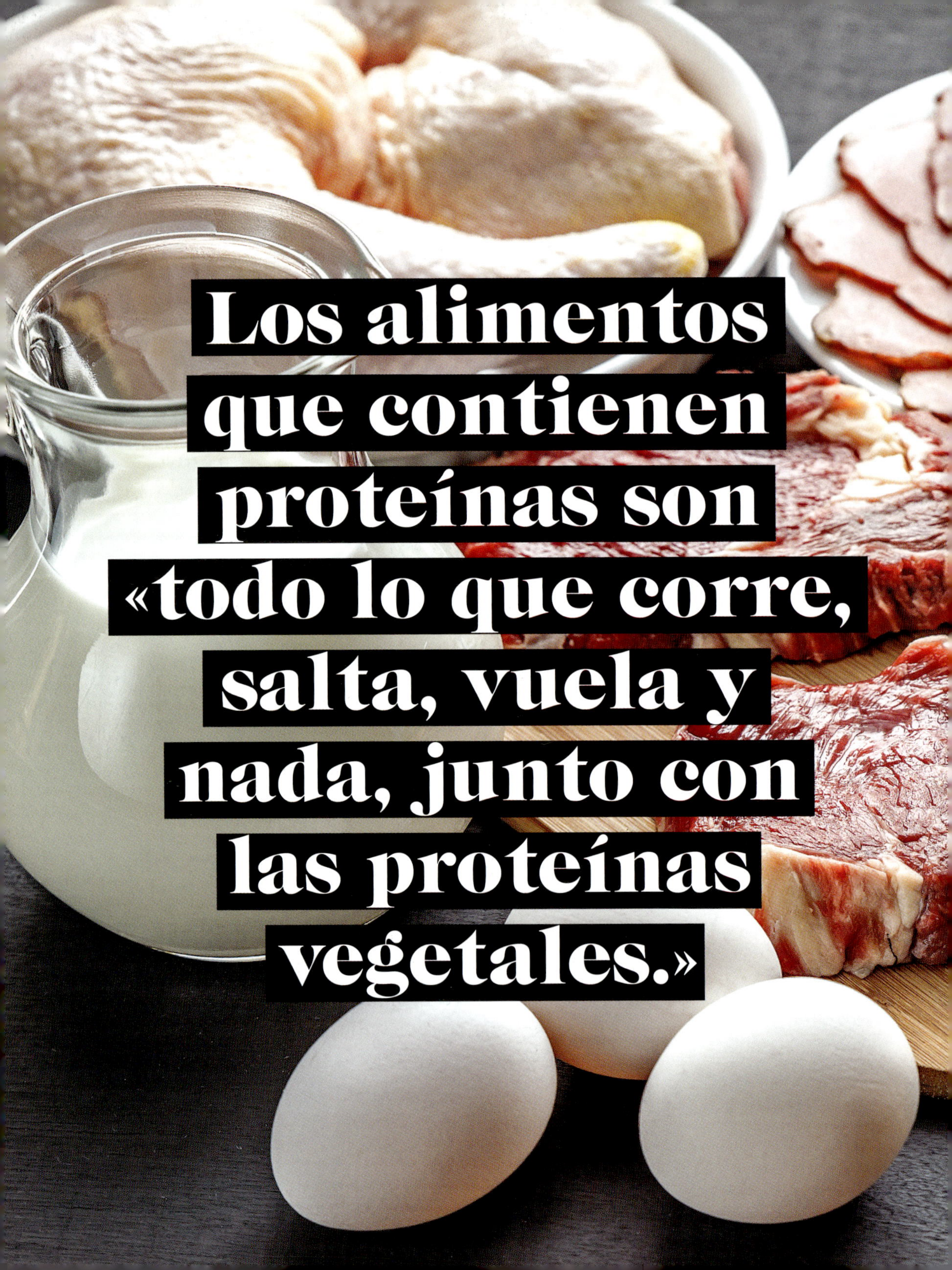

Los alimentos que contienen proteínas son «todo lo que corre, salta, vuela y nada, junto con las proteínas vegetales.»

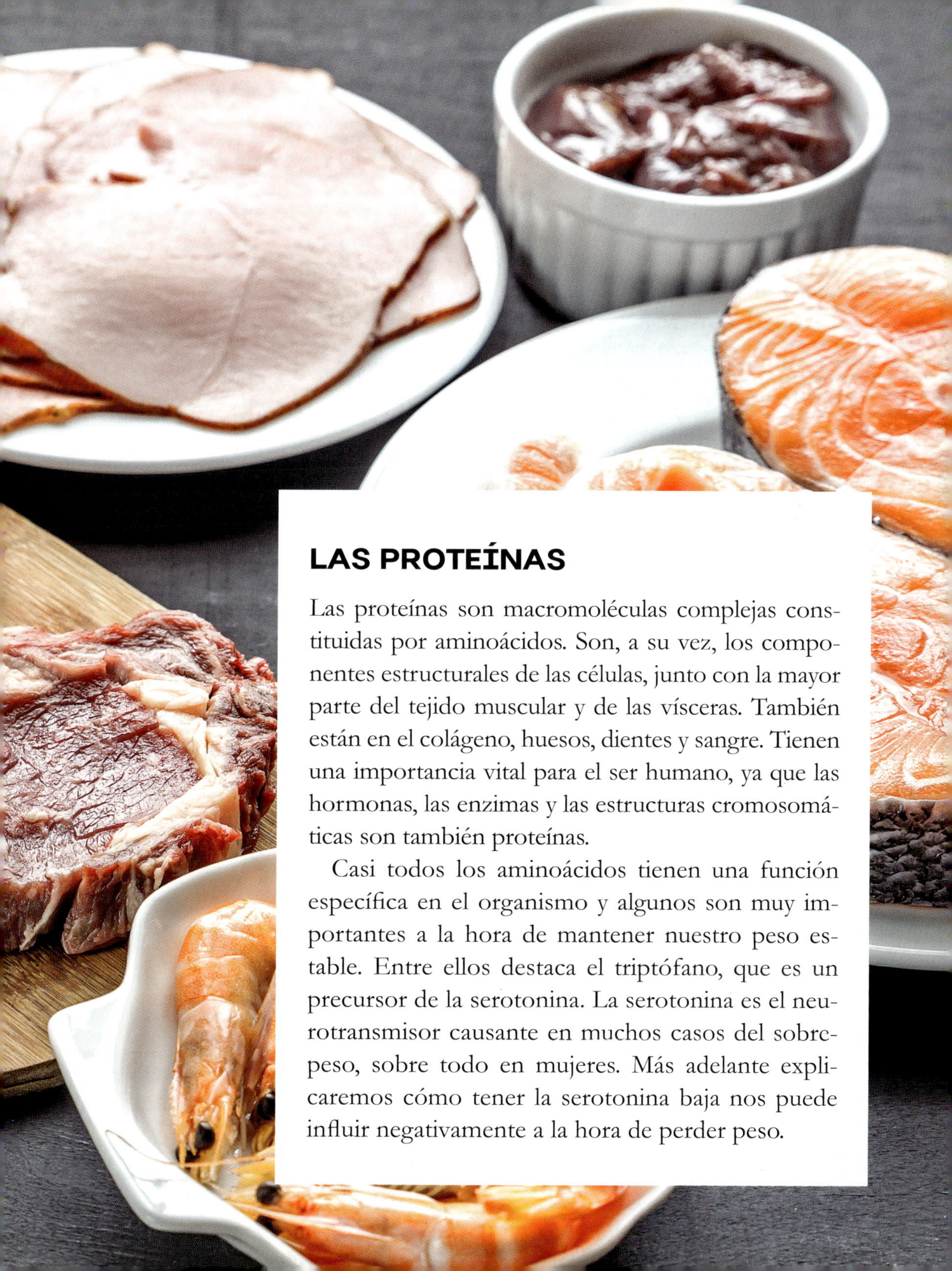

LAS PROTEÍNAS

Las proteínas son macromoléculas complejas constituidas por aminoácidos. Son, a su vez, los componentes estructurales de las células, junto con la mayor parte del tejido muscular y de las vísceras. También están en el colágeno, huesos, dientes y sangre. Tienen una importancia vital para el ser humano, ya que las hormonas, las enzimas y las estructuras cromosomáticas son también proteínas.

Casi todos los aminoácidos tienen una función específica en el organismo y algunos son muy importantes a la hora de mantener nuestro peso estable. Entre ellos destaca el triptófano, que es un precursor de la serotonina. La serotonina es el neurotransmisor causante en muchos casos del sobrepeso, sobre todo en mujeres. Más adelante explicaremos cómo tener la serotonina baja nos puede influir negativamente a la hora de perder peso.

CÓMO ENTENDER LA IMPORTANCIA DE LAS PROTEÍNAS EN NUESTRA ALIMENTACIÓN

Las proteínas son la fuente principal de aminoácidos para nuestro organismo.

Podemos dividir los aminoácidos en dos grandes grupos:

1. Aminoácidos esenciales: son moléculas que nuestro cuerpo no puede fabricar en la cantidad suficiente para cubrir las necesidades metabólicas y tienen que ser aportadas a través de la dieta. En este grupo encontramos la luecina, la valina, la isoleucina, el triptófano, la fenilalanina, la metionina, la treonina, la lisina y la histidina. La falta de cualquiera de estos aminoácidos produce alteraciones importantes, como el retraso de crecimiento en niños o enfermedades en adultos.
2. Aminoácidos no esenciales: son moléculas que nuestro cuerpo puede fabricar mediante distintas rutas metabólicas específicas. Son igual de importantes para nuestro organismo.

Si no se consumen suficientes proteínas, se sufre un déficit importante de estos aminoácidos esenciales que el cuerpo no puede fabricar en cantidad suficiente, y esto puede ocasionar diversas patologías.

¿LAS PROTEÍNAS TIENEN MÁS O MENOS KILOCALORÍAS QUE LOS HIDRATOS DE CARBONO?

Como nutriente energético, las proteínas aportan 4 kilocalorías por cada gramo, igual que los hidratos de carbono, pero se diferencian en que en muchos casos las proteínas vienen acompañadas de grasas, lo cual hará aumentar su aporte calórico.

Nosotros nunca contaremos las calorías que poseen los alimentos, sino que buscaremos el efecto que producen esos alimentos cuando los ingerimos.

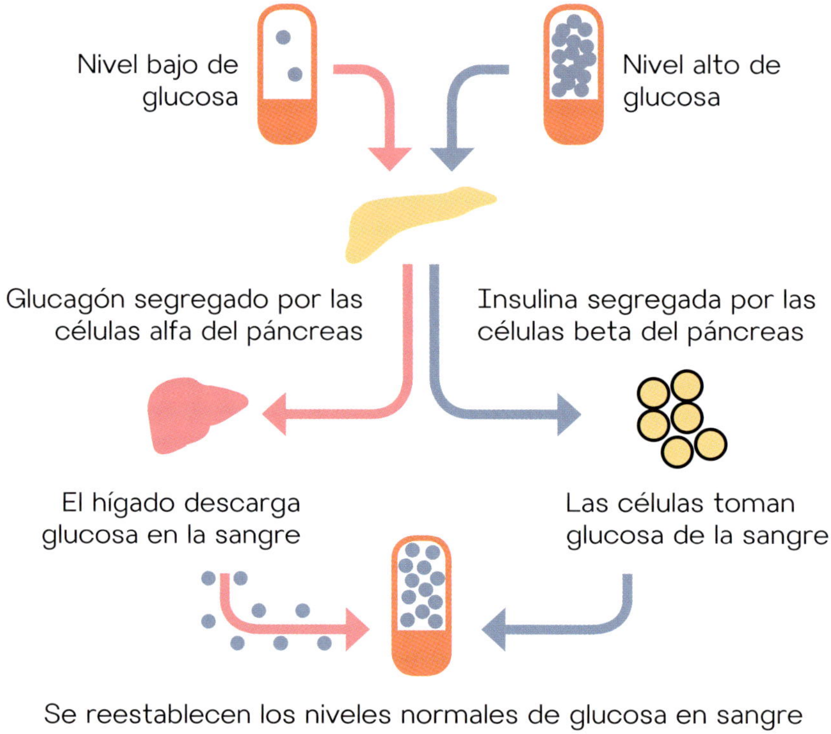

¿QUÉ OCURRE CON LA GLUCOSA CUANDO TOMAMOS PROTEÍNAS? ¿PRODUCIMOS TAMBIÉN UN PICO DE INSULINA?

La ingesta de proteínas estimula la secreción de una hormona llamada glucagón, que tiene un efecto antagónico a la insulina. El principal papel del glucagón, al igual que la insulina, es el de la regulación de la glucosa en sangre. Cuando los niveles de glucosa en sangre aumentan, se produce la inhibición del glucagón y la activación de la insulina, y viceversa. El glucagón induce la gluconeogénesis, el proceso por el cual se produce glucosa mediante otras fuentes, como las proteínas y las grasas. Las proteínas se encargan de atenuar el pico de insulina que se produciría al ingerir los hidratos de carbono solos.

Ahora podré ampliar un poco más la regla número 1.

REGLA 1. Nunca tomar nada que nace de la tierra solo, siempre lo tomaré acompañado de una porción de proteína.

¿Y LA PROTEÍNA VEGETAL?

Las proteínas de origen vegetal tienen una biodisponibilidad mucho más baja. La calidad o valor nutritivo de las proteínas se evalúa por la capacidad que tienen para satisfacer las necesidades de nitrógeno y aminoácidos de nuestro cuerpo. Esta es la razón por la que muchas personas que siguen una dieta vegetariana de manera no equilibrada pueden tener déficit en algún aminoácido. Los alimentos vegetales que nos aportan proteínas nunca nos aportan solo proteínas, sino que siempre vienen acompañados de otros nutrientes, como los hidratos de carbono. Un ejemplo son las proteínas que se encuentran en las legumbres, que siempre vienen acompañadas de una cantidad importante de hidratos de carbono.

¿SI TENGO EL COLESTEROL ALTO DEBO ELIMINAR LAS PROTEÍNAS DE MI DIETA?

Tanto si tienes el colesterol alto como si no, tendremos que buscar siempre las proteínas con el mayor valor biológico posible y que tengan la menor porción de grasa saturada. Comer proteína o hacer algunas tomas al día en las que solo vamos a consumir proteína no quiere decir que podamos comer embutidos o carnes muy grasas a discreción. De esta manera no controlamos nuestro peso, y no solo eso, sino que podemos perjudicar muy claramente nuestro perfil lipídico (colesterol, triglicéridos, etc.) en las analíticas. Siempre que reestructuramos una alimentación con el objetivo de aprender a comer o bajar de peso lo que debemos tener más en cuenta es que el organismo tiene que mejorar en salud, nunca empeorar.

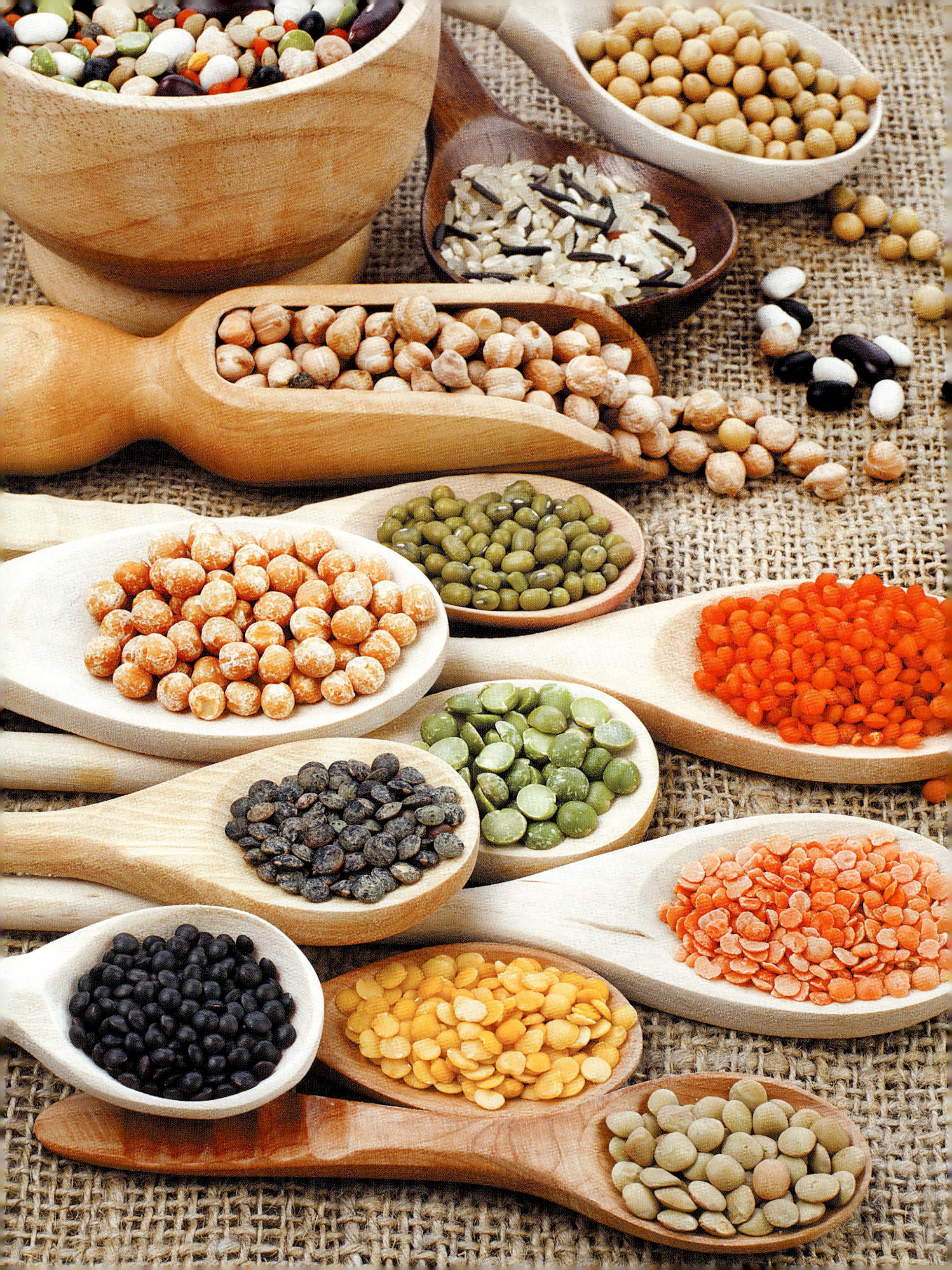

¿CÓMO PODEMOS LOGRAR QUE LOS ALIMENTOS VEGETALES LLEVEN UN APORTE CORRECTO DE PROTEÍNAS?

Algunas mezclas de alimentos vegetales logran un aporte correcto de proteínas. Veamos algunos ejemplos:

- Los cereales son insuficientes en un aminoácido conocido como lisina, pero al mezclarlos con leche se consigue que el aporte sea correcto.
- La combinación de cereales y legumbres, insuficientes en lisina y metionina respectivamente, permite una mezcla adecuada mediante la síntesis de proteínas.

Nuestras abuelas eran unas sabias cuando nos servían lentejas con arroz y un chorrito de vinagre, y además siempre lo acompañaban de una porción de proteína de segundo (boquerones, huevo…).

Las lentejas con arroz son un cereal con una legumbre, luego nos aportan todos los aminoácidos esenciales. Por otra parte, las lentejas necesitan de la vitamina C para que nuestro cuerpo pueda absorber en una mayor cantidad el hierro «no hemo» o hierro férrico Fe^{3+}, que contiene. El ácido ascórbico o vitamina C que contiene el vinagre produce la oxidación de ese hierro no hemo a hierro hemo o ferroso Fe^{2+}, facilitando así que este hierro se pueda unir a la molécula de hemoglobina. Por eso es interesante añadir limón o vinagre a las lentejas. Otra manera de hacerlo sería tomar de postre un cítrico como una naranja, por ejemplo. En cambio, el hierro de procedencia animal, o hemo Fe^{2+}, es absorbido por nuestro cuerpo sin ninguna ayuda extra.

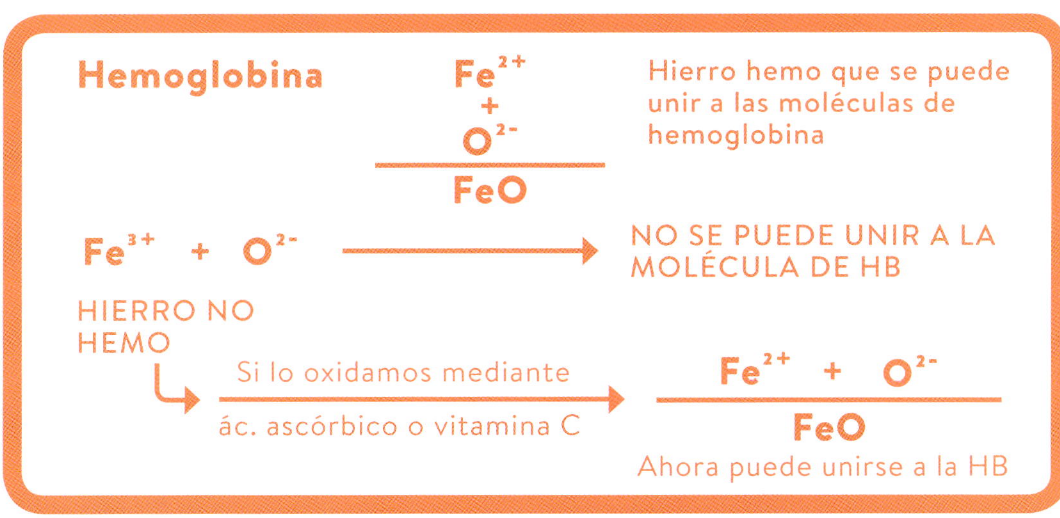

¿QUÉ OCURRE SI NO CONSUMIMOS SUFICIENTE CANTIDAD DE PROTEÍNAS?

Nos convertiremos en unos hidrateros, con todo lo que eso conlleva. Enumeraremos algunas consecuencias:

1. Tendremos un déficit de aminoácidos esenciales (aquellos que mi cuerpo necesita obtener de los alimentos porque no los puede fabricar por sí solo).
2. Mi glucemia tendrá muchas fluctuaciones a lo largo del día, con grandes valores después de cada ingesta, la consecuente secreción de insulina por el páncreas, y por lo tanto la derivación a grasa por la activación de la **lipogénesis.**

El hierro hemo de origen animal se absorbe en un 30 por ciento, frente a un 5 por ciento del hierro no hemo de origen vegetal.

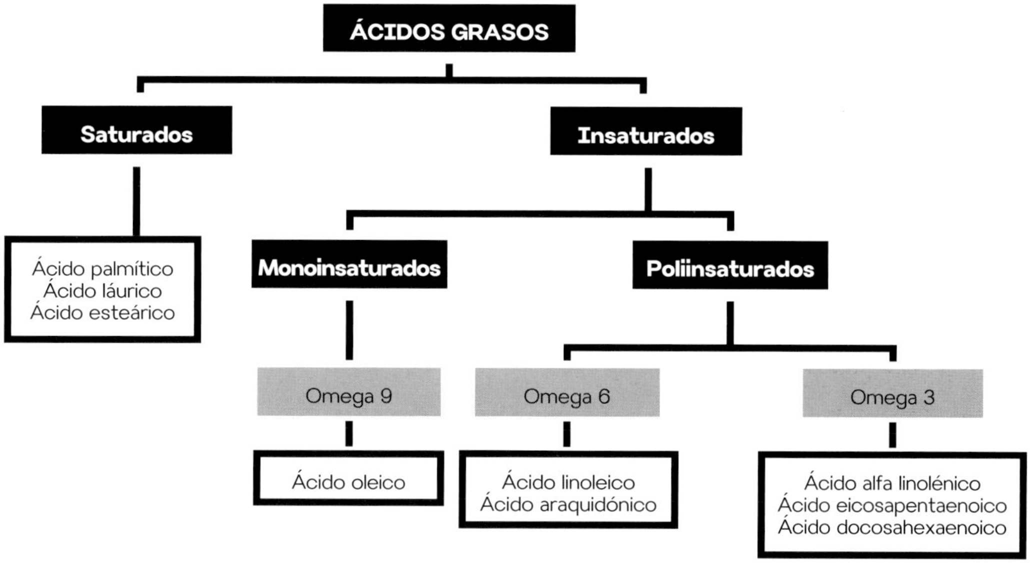

LÍPIDOS, ÁCIDOS GRASOS O GRASAS

Seguramente muchos estáis pensando que todas las grasas son malas. «Si quiero adelgazar y mantener mi peso, tendré que eliminarlas por completo.» Pues estáis muy equivocados. Las grasas son muy importantes para el funcionamiento de nuestro cuerpo. Os pondré algunos ejemplos:

- Forman parte de la estructura de las membranas de la célula, a estas se las denomina ácidos grasos estructurales.
- Función de reserva energética.
- Función reguladora y hormonal.
- Función transportadora.
- Función térmica.

Los lípidos son importantes para la absorción de las vitaminas que se conocen como liposolubles, entre las que se encuentran las vitaminas D, E, K1, K2 y la A. Estas vitaminas necesitan de la grasa para ser absorbidas.

Podemos decir que son imprescindibles en nuestra dieta, aunque tendremos que tomarlas con moderación. Por ello deberemos buscar las que sean más beneficiosas para nuestra salud.

Las grasas se clasifican en grasas saturadas e insaturadas.

GRASAS SATURADAS

Formadas por ácidos grasos de cadena larga, se encuentran principalmente en los alimentos de origen animal, aunque también las contienen algunos de origen vegetal, como los aceites de coco y de palma. Suelen ser sólidas a temperatura ambiente. Las grasas saturadas son las encargadas de elevar el colesterol LDL malo en sangre (aunque no todo el colesterol LDL es malo, solo el que está oxidado).

GRASAS INSATURADAS

La mayoría provienen de los vegetales, a excepción del omega 3, que se encuentra también en el pescado azul. Son líquidas a temperatura ambiente. En este grupo encontramos nuestro fantástico aceite de oliva.

¿QUÉ IMPORTANCIA TIENEN LOS ÁCIDOS OMEGA 3 EN NUESTRA DIETA?

El omega 3 se divide en EPA y DHA y tiene unas funciones sobre la inflamación y para el buen funcionamiento de nuestro organismo a nivel cardiovascular y cerebral.

¿PUEDO TOMAR TODA «LA GRASA BUENA» QUE QUIERA?

Por supuesto que no. Las grasas nos aportan todos los beneficios que hemos visto, pero no debemos olvidar que nos aportan 9 kilocalorías por gramo. Tendremos que tomarlas siempre con precaución. Un ejemplo claro es el aguacate, una fruta rica en grasas monoinstauradas que aportan grandes beneficios al organismo, pero que componen aproximadamente un 80 por ciento de su peso. Si tomamos un aguacate para comer y otro para cenar, os aseguro que nos resultará muy difícil bajar de peso.

GRASAS MONOINSATURADAS	GRASAS POLIINSATURADAS
Aceite de oliva	Semillas de calabaza, lino, sésamo y girasol
Frutos secos	Tofu
Aceite de girasol	Aceite de soja
Manteca de cacahuete	Pescados grasos
Aguacates	Nueces
Aceitunas	Leche de soja

LAS GRASAS SALUDABLES

LAS VITAMINAS

Las vitaminas son sustancias orgánicas. Constituyen un grupo de nutrientes muy diverso, cada una con una estructura química característica y una función determinada y específica.

Todas las vitaminas responden a estos rasgos que las caracterizan:

1. **No podemos sintetizarlas.** Son nutrientes esenciales que deben ser ingeridos a través de la dieta, a excepción de la vitamina D que nuestro cuerpo puede sintetizar a partir de un precursor de la piel activado por la luz solar (pero esta síntesis endógena suele ser insuficiente).

2. **Se encuentran en los alimentos en cantidades pequeñas.** Es muy difícil sufrir una hipervitaminosis (exceso de una vitamina) solo consumiendo alimentos que contengan esa vitamina.

3. **Son nutrientes acalóricos junto con los minerales.** No forman parte del balance total de gasto energético de una persona a lo largo del día.

Un exceso de una determinada vitamina puede producir toxicidad.

Padecer un exceso de vitaminas o «hipervitaminosis» a través de las vitaminas que nos aportan los alimentos es prácticamente imposible. El exceso de vitaminas en la mayoría de los casos es debido a la ingesta de suplementos vitamínicos que están muy extendidos hoy en día.

«Las vitaminas son malas tanto en exceso como en defecto.»

¿A LA HORA DE HACER ESTE CAMBIO DE ALIMENTACIÓN QUE ESTAMOS A PUNTO DE COMENZAR TENDRÉ QUE TOMAR SUPLEMENTOS VITAMÍNICOS EN ALGÚN MOMENTO?

Por supuesto que no. Si estoy llevando una alimentación correcta con frutas, verduras, proteína animal, etc., no tendré que tomar ningún suplemento vitamínico.

Pero, si hago una dieta muy restrictiva y no balanceada, por supuesto que tendré que tomar suplementos vitamínicos y minerales, como hemos visto con anterioridad en el ejemplo de las dietas cetogénicas. También las personas que siguen una alimentación vegana, en la que no se consume proteína animal, deberán tomar un suplemento de vitamina B12, ya que esta solo la encontramos en fuentes animales.

Es importante saber que los distintos medios de preparación, conservación y procesado de los alimentos ocasionan pérdidas y destrucción de las vitaminas que estos contienen. Un ejemplo claro es el caso de los cereales refinados. Las harinas refinadas tienen muchas menos vitaminas que las integrales.

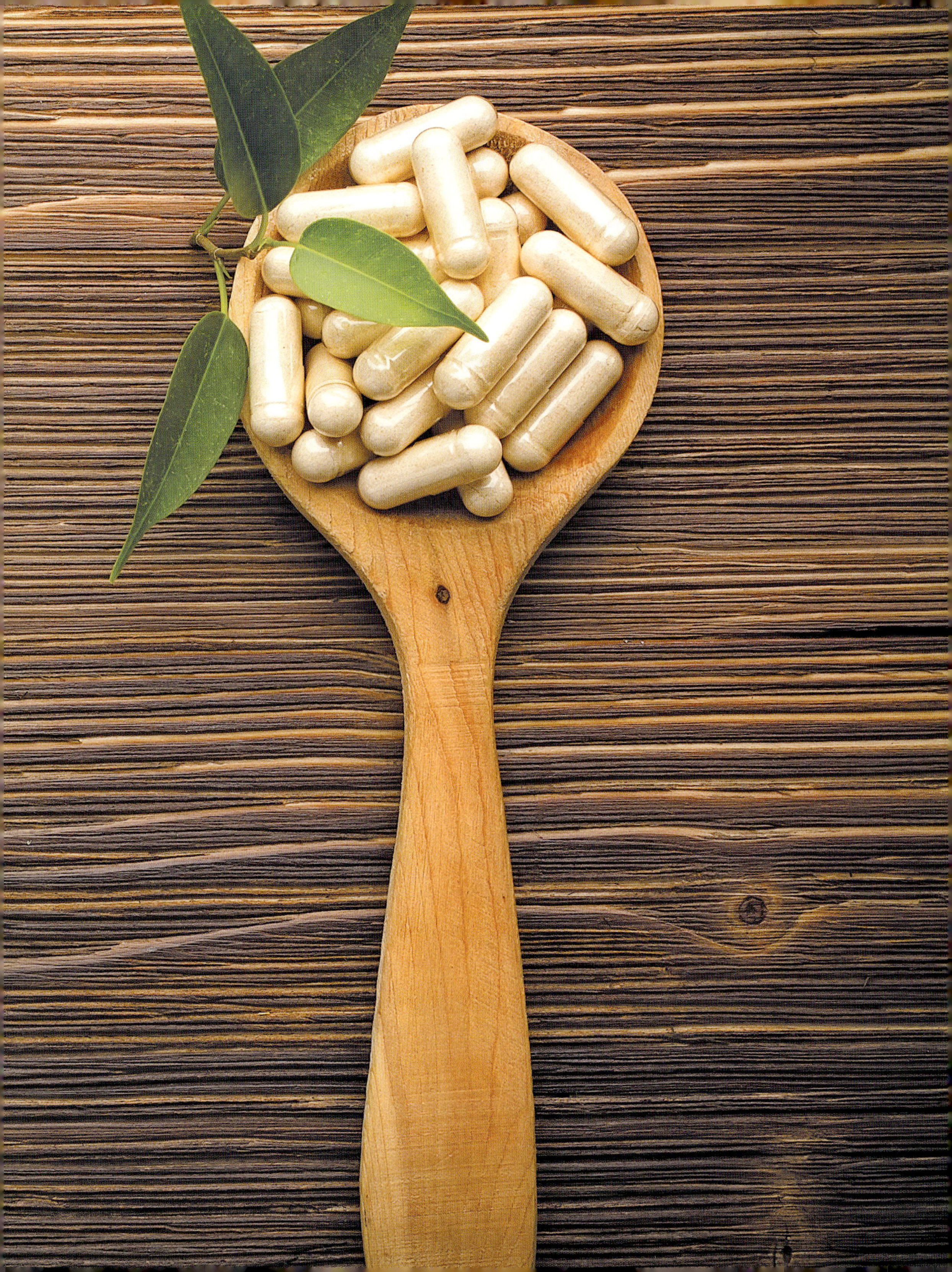

«Una dieta equilibrada y variada asegura el aporte suficiente de vitaminas para el mantenimiento de las funciones correctas del cuerpo humano.»

CLASIFICACIÓN DE LAS VITAMINAS

Las vitaminas las podemos dividir en dos grupos: vitaminas liposolubles y vitaminas hidrosolubles.

VITAMINAS LIPOSOLUBLES

Las vitaminas liposolubles son aquellas que se disuelven en grasas. No se eliminan por la orina y tienden a ser almacenadas principalmente por el hígado, el tejido adiposo blanco, los riñones y los pulmones. Los síntomas de su déficit se detectan a largo plazo.

Se encuentran en alimentos ricos en grasas y al no ser solubles en agua no se pierden mediante medios de cocción.

- **Vitamina A o retinol:** hígado, yema de huevo, mantequilla albaricoque, melón, verduras y hortalizas.
- **Vitamina D o calciferol:** mantequilla, yema de huevo, hígado, salmón, sardinas y atún.
- **Vitamina E o tocoferol:** germen de trigo, verduras, aceites vegetales, yema de huevo, legumbres y cacahuetes.
- **Vitamina K:** col, coliflor, espinacas, aceite de soja y otros aceites vegetales.

Todas ellas juegan un papel importante en nuestro organismo. Los déficits de vitaminas producen algunas patologías, por ejemplo:

- La falta de vitamina A hace que la persona padezca ceguera.
- La falta de vitamina D produce raquitismo, una patología que produce una debilidad ósea, que incluso produce arqueamiento de las piernas.

¿CUÁLES SON LAS FUNCIONES PRINCIPALES DE LAS VITAMINAS LIPOSOLUBLES?

Cada una tiene una función muy específica en nuestro organismo. Pondremos algunos ejemplos:

- La vitamina A o retinol tiene como función la protección de la piel y de la visión.
- La vitamina D participa en la absorción del calcio y el fósforo. Esta es la única que el cuerpo sintetiza con la ayuda de la luz solar.
- La vitamina K interviene en los mecanismos de coagulación sanguínea.

VITAMINAS HIDROSOLUBLES

Actúan como cofactor en algunas reacciones químicas y como coenzimas (son moléculas orgánicas cuyo papel principal es transportar otras moléculas más pequeñas entre unas enzimas y otras). Por ser solubles en agua, su absorción es muy rápida por vía intestinal y se eliminan a través de la orina. No se almacenan en nuestro organismo, a excepción de la vitamina B12. Se encuentran en diversos alimentos, como proteínas, vegetales, etc. Los síntomas de su déficit se detectan muy rápidamente.

- Vitamina C o ácido ascórbico.
- Vitamina B1 o riboflavina.
- Niacina.
- Ácido pantoténico.
- Vitamina B6.
- Biotina.
- Vitamina B9 o ácido fólico.
- Vitamina B12.

Las vitaminas hidrosolubles las podemos encontrar en una gran variedad de alimentos. Pongamos algunos ejemplos:

- Vitamina C: cítricos, tomate, perejil, melón y col.
- Vitamina B12: leche, huevos, hígado y vísceras de animales.
- Biotina: hígado, vísceras de animales, cacahuetes y setas.

¿CUÁLES SON LAS FUNCIONES PRINCIPALES DE LAS VITAMINAS HIDROSOLUBLES?

La vitamina C juega un papel esencial a la hora de producir colágeno. Previene la aparición del escorbuto, una enfermedad que padecían los marineros que hacían largos viajes. La vitamina C se encuentra mayoritariamente en frutas y vegetales, alimentos muy perecederos que no aguantaban toda la travesía. Interviene también en la cicatrización de heridas.

Las vitaminas del grupo B participan en la metabolización de los hidratos de carbono. La vitamina B9, también conocida como ácido fólico, previene durante el embarazo la aparición de espina bífida y deformaciones cerebrales. La vitamina B2 participa en el metabolismo de formación de tejidos y su déficit puede producir lesiones en la piel.

LOS MINERALES

Los minerales son moléculas inorgánicas (a excepción del oxígeno, nitrógeno e hidrógeno que son aportados por moléculas orgánicas) muy necesarias para el funcionamiento y correcto mantenimiento del organismo.

Se encuentran en nuestro cuerpo en una cantidad muy baja, al igual que en los alimentos que consumimos. Los podemos encontrar, por ejemplo, formando parte de nuestros huesos, en el caso del calcio, o de moléculas orgánicas, como el hierro hemo unido a la molécula de hemoglobina.

Su déficit en la dieta produce alteraciones que se detectan con facilidad; también es nocivo su exceso, ya que se convierte en un tóxico para nuestro organismo.

CLASIFICACIÓN DE LOS MINERALES

- **Minerales esenciales:** son aquellos cuya función está muy clara para nuestro organismo. Dentro de este grupo se incluyen, por ejemplo, el calcio, el yodo, el sodio, el potasio, el magnesio, el cloro, el fosforo, etc.

- **Minerales no esenciales:** son aquellos que se consideran tóxicos para nuestro organismo, como el bromo, mercurio, litio, titanio, aluminio, estaño, etc.

Cabe destacar el mercurio. No se recomienda el consumo de pescado azul de gran tamaño en mujeres embarazadas y en niños menores de tres años debido al contenido elevado en mercurio que contienen.

¿Para qué sirve la microbiota intestinal?

¿Cómo podemos saber que nuestra microbiota está alterada?

¿Qué efecto tienen los probióticos y prebióticos sobre la microbiota intestinal?

¿Tiene relación la microbiota intestinal con la obesidad?

El intestino es tu segundo cerebro

Seguro que todos habéis oído hablar de probióticos y prebióticos, son dos palabras que no paran de salir en los medios de comunicación.
Me gustaría que en este libro quedara clara su importancia, porque creo que en los probióticos y prebióticos se encuentra la nutrición del futuro.
Nuestro intestino es un órgano fundamental, ya que es la superficie más importante que tenemos de comunicación con el exterior. A través del intestino penetran en el organismo sustancias beneficiosas, como los nutrientes de los alimentos que ingerimos, pero también es la puerta de acceso para la mayoría de los patógenos que nos afectan.
Un intestino que no funciona de manera correcta es la vía de acceso directo para todo tipo de patógenos que pueden ser muy perjudiciales para nuestro organismo.
Un intestino que no posee todas sus funciones correctas puede hacernos enfermar.

EL INTESTINO, UN ÓRGANO APASIONANTE Y DESCONOCIDO

Los intestinos, tanto el grueso como el delgado, forman parte del aparato digestivo. El aparato digestivo es el conjunto de órganos que se encarga de la digestión. A través de él nuestro cuerpo transforma y absorbe los nutrientes que serán utilizados por nuestro organismo.

En este proceso actúan numerosos órganos, pero ahora nos vamos a centrar en el intestino, tanto el delgado como el grueso.

En nuestro ecosistema intestinal se encuentran tres órganos con entidad propia: la microbiota intestinal, la mucosa intestinal y el sistema inmunitario intestinal, que aporta un 60 por ciento de nuestra capacidad de defensas inmunitarias, contiene neuronas, etc.

¿QUÉ ES LA MICROBIOTA INTESTINAL? ¿PODEMOS LLAMARLA FLORA INTESTINAL?

Quizás a muchos no os suene el término «microbiota» intestinal, pero sí conocéis el de «flora» intestinal. En realidad, es lo mismo, pero decir flora intestinal no sería correcto porque en el intestino no tenemos flores sino animales.

La microbiota intestinal es un órgano completo que posee las siguientes características:

1. Está compuesta por 10^{14} tipos de bacterias.
2. Está integrada por más de 400 especies bacterianas diferentes (10 veces más que el número total de las células de nuestro cuerpo).
3. Su peso es de 1-2 kilos, lo cual supone el 40 por ciento del peso fecal.
4. Tiene una superficie de mucosa de aproximadamente 300 m^2. Sí, habéis leído bien, si extendiéramos todos los pliegues que forman parte de la mucosa intestinal, conseguiríamos esa superficie. La misma superficie de una cancha de tenis.

¿QUÉ FUNCIONES TIENE LA MICROBIOTA INTESTINAL?

- La digestión de macronutrientes y micronutrientes.
- Conseguir el correcto funcionamiento del sistema inmunitario.
- Equilibrar nuestras funciones digestivas.
- Protegernos frente a gérmenes patógenos.
- Estimular y madurar nuestro sistema inmunitario (nos aporta el 80 por ciento de las células de inmunidad, que sirven de defensa para el organismo y garantizan la tolerancia alimentaria).
- El desarrollo de la mucosa intestinal.
- La biosíntesis de algunas vitaminas.

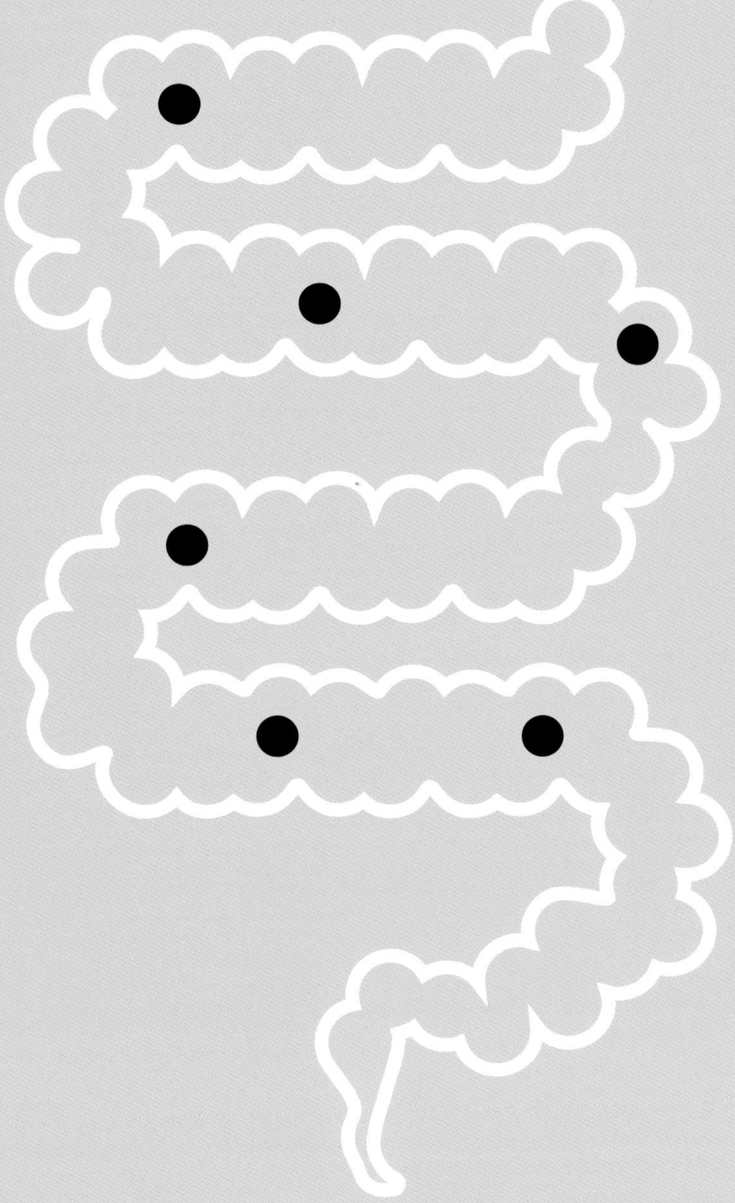

¿LA MICROBIOTA INTESTINAL ES ÚNICA EN CADA PERSONA?

Sí, cada persona tiene una microbiota intestinal única que la describe, es como su código de barras, y la hace única. La microbiota intestinal del humano adulto es estable en el transcurso del tiempo y, gracias a proyectos como MetaHIT (metagenómica del tracto intestinal), se están pudiendo realizar análisis genéticos de poblaciones microbianas complejas.

Los estudios han demostrado que en el código bacteriano de cada individuo influye, por ejemplo, el país en el que vive. Se ha demostrado que existen diferencias significativas en la microbiota bacteriana de los bebés europeos, dependiendo de en qué país hayan nacido.

La microbiota intestinal del bebé evoluciona hasta los cuatro años. En el adulto se mantiene más o menos constante y vuelve a tener variaciones en el anciano.

Ahora que sabemos que nuestra microbiota intestinal es nuestro «código de barras», y que en él han ido influyendo múltiples factores, nos preguntaremos qué lo puede alterar y qué ocurre si este se altera.

¿QUÉ PUEDE PRODUCIR ALTERACIONES EN LA MICROBIOTA INTESTINAL?

Nuestra microbiota intestinal se puede ver alterada por múltiples factores:

- Los cambios en nuestra dieta, tanto del agua como de la alimentación.
- La toma de antibióticos: los antibióticos pueden actuar sobre determinados tipos de bacterias de nuestra microbiota intestinal, favoreciendo el crecimiento de otras que son potencialmente patógenas, lo que puede dar lugar a la proliferación de hongos vaginales, orales, etc…
- Agentes patógenos.
- Estrés.
- Genética.
- Probióticos.
- Prebióticos.
- Infecciones.
- Higiene.
- Velocidad del tránsito intestinal, tanto por diarrea como por estreñimiento.

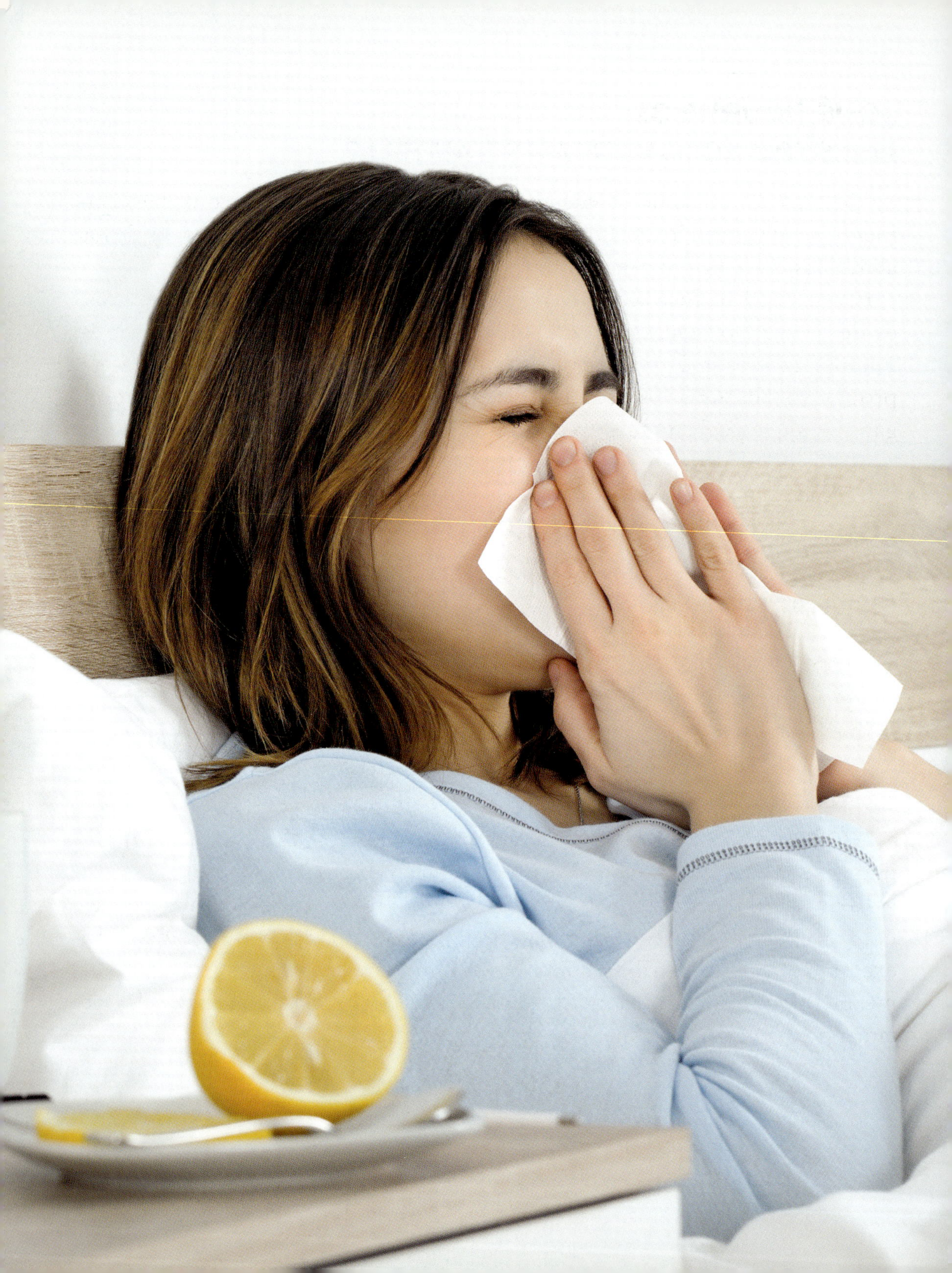

¿QUÉ OCURRE SI NUESTRO ECOSISTEMA SE ALTERA?

Se dice que un intestino se encuentra en eubiosis cuando funciona correctamente y utiliza bien los macro y micronutrientes que ingerimos a través de los alimentos, sirve de barrera ante agentes patógenos, etc.

El problema aparece cuando nos encontramos con un intestino en disbiosis, es decir, cuando muestra un desequilibrio cualitativo y/o cuantitativo de la microbiota intestinal, por exceso o por defecto de una o varias de sus cepas de probióticos (bacterias protectoras). Puede ocurrir que algunos de los microorganismos que pueblan nuestro intestino no sean los adecuados.

¿QUÉ SIGNOS NOS PUEDEN INDICAR QUE NUESTRA MICROBIOTA INTESTINAL ESTÁ ALTERADA?

- **TRASTORNOS DIGESTIVOS:** debido a la multiplicación de los gérmenes nocivos. Estreñimiento, diarreas, malas digestiones, gases, etc.
- **UN SISTEMA INMUNITARIO DEBILITADO** que no nos protege frente a patógenos, infecciones e intolerancias alimentarios. Enfermamos con frecuencia, nos volvemos vulnerables a virus y bacterias.
- **TRASTORNOS EN LA PIEL Y ARTICULACIONES**, debido a que el intestino no está ejerciendo correctamente su función de permeabilidad.

El intestino es naturalmente permeable a moléculas de tamaño muy pequeño, pero puede ocurrir que la mucosa se encuentre dañada y se produzca un exceso de permeabilidad. Cuando esto ocurre se habla de intestino hiperpermeable o «intestino colador». Un intestino colador deja pasar moléculas de tamaño mayor, que nos pueden ocasionar diversas patologías.

¿QUÉ IMPORTANCIA TIENE UNA BUENA ALIMENTACIÓN PARA TENER UNA CORRECTA MICROBIOTA INTESTINAL?

Numerosos estudios han demostrado que una buena alimentación rica en fibras prebióticas, frutas y verduras variadas, que incluya cierta cantidad de grasas saludables y de proteínas vegetales y animales hace que tengamos una microbiota intestinal equilibrada. Existe una clara relación entre ciertas bacterias intestinales y el estado metabólico del individuo.

¿EXISTE DIFERENCIA EN LA MICROBIOTA DE UNA PERSONA OBESA DE OTRA QUE NO LO ES?

Hemos llegado justo donde quería llegar y lo que justifica todo lo que os he contado en este capítulo.

Creo que es importante que conozcáis unos estudios publicados en la revista *Nature*.

Caso de estudio 3

Si se introducía microbiota de un ratón obeso a un ratón estéril o axéntico (creado en un laboratorio libre de cualquier especie microbiana viviente detectable), este se convertía en obeso; y si se le introducía microbiota de un ratón delgado, se mantenía delgado.
Fijaos en la influencia que puede ejercer la microbiota sobre el peso.

TRASPLANTES FECALES A FAVOR DE UN ROL CAUSAL

La microbiota de los individuos obesos es más eficaz para extraer la energía a partir de un régimen nutricional dado.

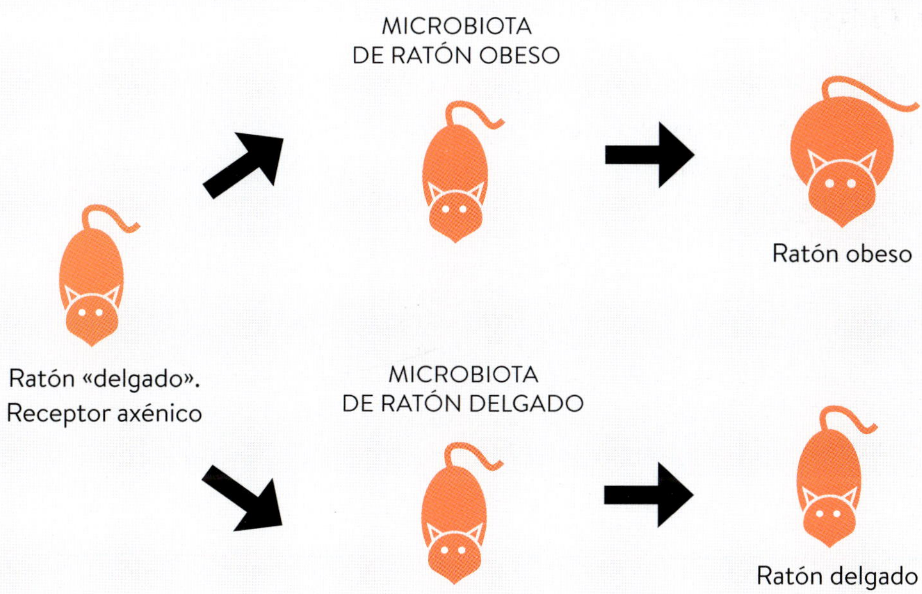

Caso de estudio 4

Existe un segundo estudio realizado con ratones normales y axénicos:
RATÓN A: se trata de un ratón con su microbiota normal y sin sobrepeso.
RATÓN B: se trata de un ratón axénico sin microbiota y sin sobrepeso.
A estos dos ratones se les aplica una dieta rica en grasas y al cabo de los días ocurre lo siguiente: El ratón A se convierte en un ratón con sobrepeso, aumentando su masa grasa y disminuyendo su tolerancia a la glucosa. Se produce una recuperación de la energía por parte de su microbiota. En el caso del ratón B no existe recuperación de la energía por parte de su microbiota intestinal, ya que esta es inexistente en los ratones axénicos y el ratón no engorda.

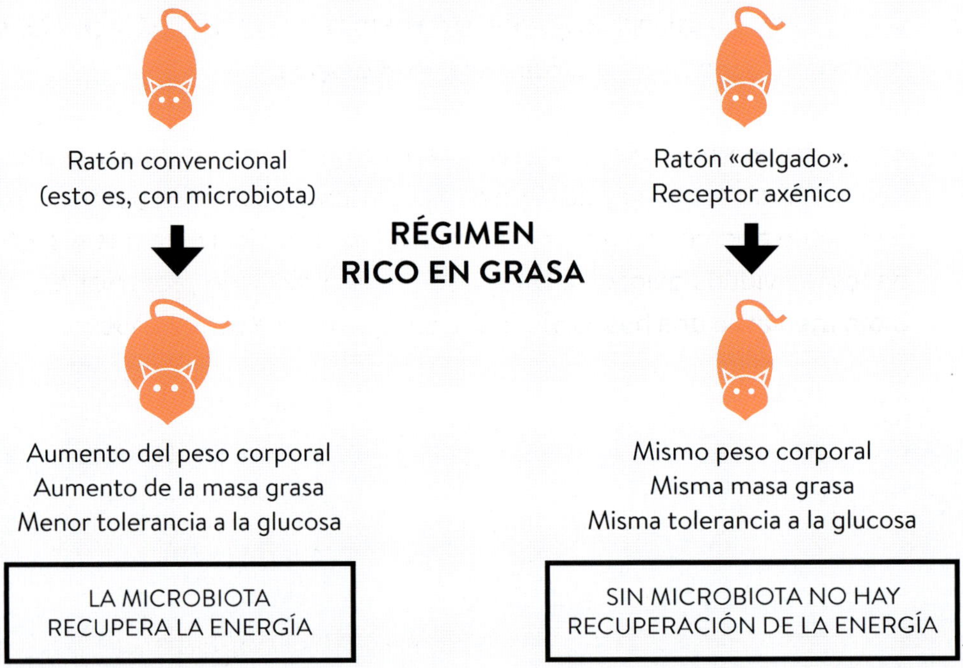

Creo que con estos dos casos podemos darnos cuenta de la importancia que tiene la microbiota intestinal en el mantenimiento del peso corporal en ratones.

¿Y EN HUMANOS OCURRIRÁ LO MISMO ?

En el momento actual se está intentando interpolar los resultados obtenidos en el laboratorio con ratones a humanos. Ya se han realizado estudios en seres humanos en Europa, concretamente en Francia.

EL ESTUDIO FATLOSE

En Francia se realizó el estudio llamado Fatlose basado en lo siguiente:
Una muestra de 18 hombres con obesidad con un IMC (índice de masa corporal) ≥ 30 se divide en dos grupos:
GRUPO 1: reciben trasplantes fecales con microbiota de hombres delgados (IMC ≤ 23).
GRUPO 2: se les insertaron sus propias materias fecales.
Después de 6 semanas mejoraba claramente la sensibilidad hepática y periférica del grupo 1 y no ocurría nada en el grupo 2.

Estos estudios que se encuentran ya en la fase de ensayos con humanos pueden revolucionar el mundo de la nutrición. Imaginaos un paciente con obesidad al que podamos mejorarle su microbiota intestinal para que sea igual a la de los individuos delgados. Luego, solo sería necesario preservar esa microbiota mediante una buena alimentación que no la altere de nuevo.

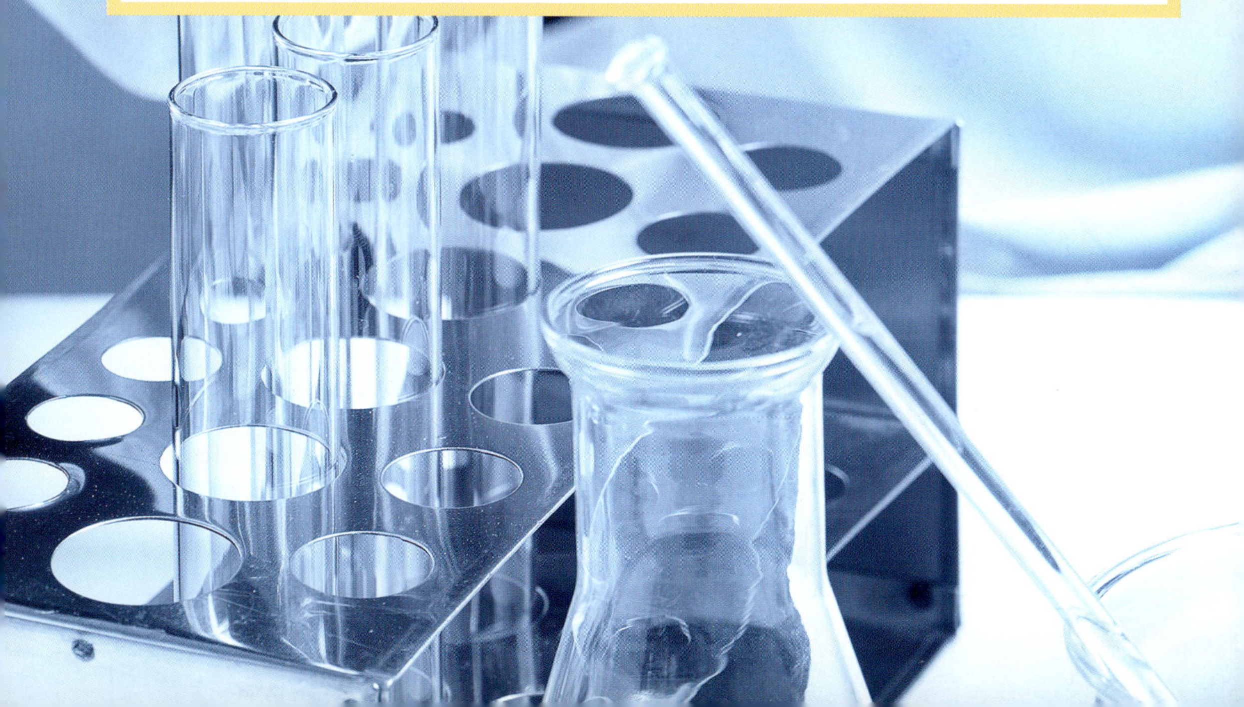

¿CÓMO PODEMOS MEJORAR NUESTRA MICROBIOTA INTESTINAL?

Ahora que ya hemos visto hacia dónde van los estudios sobre obesidad y la importancia de la microbiota intestinal, a todos nos gustaría tener una microbiota intestinal sana. Una microbiota intestinal correcta se consigue mediante una alimentación equilibrada y, en caso de que existan alteraciones de la misma o estemos en riesgo de que se pueda alterar, como, por ejemplo, cuando tomamos antibióticos, la repararemos mediante el uso de probióticos y prebióticos. La acción conjunta de probióticos y prebióticos nos garantizará el buen funcionamiento de nuestra salud intestinal.

¿QUÉ SON LOS PROBIÓTICOS?

Los probióticos son microorganismos vivos (habéis oído bien, bacterias vivas que administramos, pero no os asustéis) que cuando son absorbidos en cantidad adecuada son capaces de ejercer beneficios sobre la salud y el bienestar, potenciando el equilibrio de la microbiota intestinal y favoreciendo el sistema inmunitario.

Se administran principalmente con el fin de atenuar una posible disfunción de nuestro ecosistema intestinal.

¿VALE CUALQUIER PROBIÓTICO Y EN CUALQUIER DOSIS?

No, los probióticos son cepa y dosis dependiente, es decir, dependen del tipo de bacteria que suministre y de la cantidad de la misma.

¿QUÉ ALIMENTOS SON RICOS EN PROBIÓTICOS?

Lo correcto sería decir qué alimentos son ricos en bacterias, por ejemplo, lácticas.

En la actualidad disponemos de probióticos en cápsulas y de algunos alimentos, conocidos como «alimentos funcionales», que dicen que los contienen. Aquí debemos puntualizar que estos alimentos sirven solo para mantener una microbiota intestinal que no padece patologías. Si existe un desequilibrio en nuestra microbiota, las bacterias probióticas de estos alimentos no van a ser suficientes para corregirlo; solo ayudan al mantenimiento de la salud intestinal. En el caso de que exista una disbiosis intestinal, tendremos que recurrir a cepas específicas.

En este grupo podríamos incluir alimentos como los yogures, el kéfir o el chocolate negro.

¿QUÉ SON LOS PREBIÓTICOS?

Son prebióticos ciertos alimentos funcionales (estos no son organismos vivos) y algunas fibras no digestibles (como el oligosacárido inulina) que afectan beneficiosamente al organismo.

Los prebióticos tienen dos funciones muy importantes:

1. Estimular el crecimiento de las bacterias que forman parte de la microbiota (ya que son el alimento de los probióticos) y la actividad de una o varias cepas de bacterias beneficiosas para la microbiota intestinal, mejorando la salud.
2. Mejorar la permeabilidad intestinal y repararla en caso de que tengamos un intestino en colador.

¿QUÉ ALIMENTOS SON RICOS EN PREBIÓTICOS?

- La cebolla, tanto cruda como cocida.
- Los plátanos y bananas.
- Los espárragos y los tomates.
- Los ajos.
- Los puerros.
- El trigo integral.
- Las alcachofas.

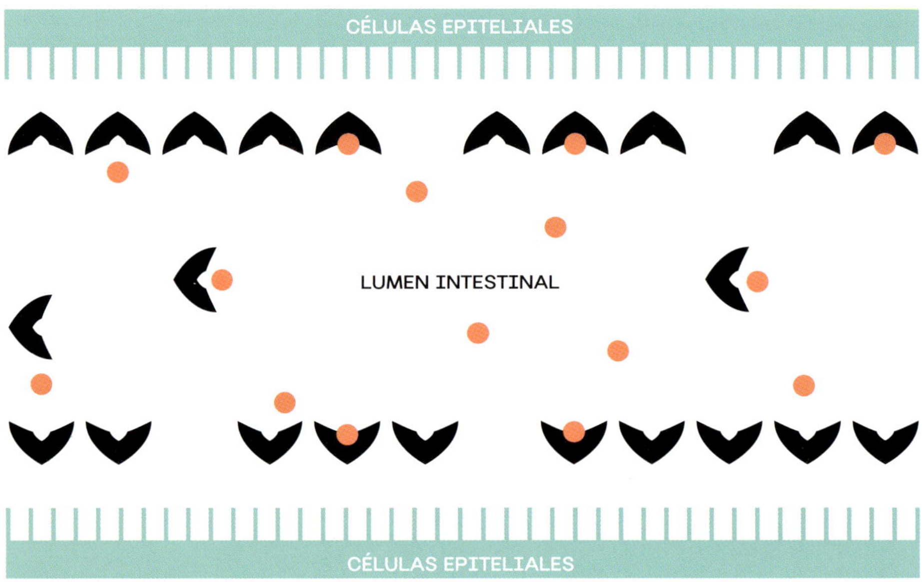

PREBIÓTICOS: sirven de alimento para los microorganismos beneficiosos del intestino.

PROBIÓTICOS: microorganismos vivos.

¿DEBERÍAMOS INTRODUCIR SIEMPRE PROBIÓTICOS Y PREBIÓTICOS EN NUESTRA DIETA?

Es importante tener una microbiota intestinal correcta. Debemos tener especial cuidado cuando tomamos antibióticos, por ejemplo, cuando padecemos gastroenteritis; en estos casos sería recomendable tomar probióticos para paliar los posibles trastornos de la microbiota intestinal.

Nuestra dieta debe incluir siempre alimentos que aporten prebióticos, que, a su vez, serán el alimento de nuestra microbiota intestinal. Mientras no suframos ninguna alteración, con las bacterias presentes en los alimentos como los yogures será suficiente.

Sin embargo, como hemos visto, los estudios demuestran que las personas con obesidad sufren un desequilibrio en su microbiota intestinal; y, por otra parte, cada vez son más frecuentes los casos con digestiones pesadas, diarreas y estreñimiento, que nos hacen pensar que es necesario prestar atención a nuestra microbiota intestinal.

¿Por qué no consigo adelgazar a pesar de estar controlando lo que como?

¿Se puede controlar la insulina que produce nuestro organismo?

¿Cómo se asimilan los nutrientes en la digestión?

¿Se adelgaza pasando muchas horas sin ingerir alimentos?

Aprende a comer aquí y ahora

Ha llegado el momento de explicar la base de la nutrición que nos permitirá llevar una alimentación saludable, ya sea en la fase de pérdida de peso como en la de mantenimiento del mismo.

¿Cuántos de vosotros lleváis una alimentación «sana», no consumís grandes cantidades de comida, incluso en muchos casos pasáis hambre, pero no conseguís quitaros esos kilos que os sobran?

Cada día me encuentro con más personas que tienen mucha información sobre nutrición que les llega a través de los medios de comunicación, pero que, a pesar de tener tanta información en la cabeza, les ronda una frase: «Algo me pasa, porque yo no consigo adelgazar».

¿POR QUÉ NO CONSIGO ADELGAZAR A PESAR DE ESTAR CONTROLANDO LO QUE COMO?

Seguro que os sentís identificados con alguna de estas afirmaciones:

1. Baso mi alimentación sobre todo en hidratos de carbono en forma de frutas y verduras.
2. Dejo pasar muchas horas entre una comida y otra.
3. Consumo solamente hidratos de carbono en forma de fruta a media mañana o merienda.
4. Me salto la media mañana y la merienda.
5. No desayuno, tan solo tomo un café.
6. Tomo batidos o zumos de frutas, verduras y gazpachos, a veces sustituyendo una comida a lo largo del día.
7. Ceno solo frutas o verduras.

¿QUÉ ESTÁ OCURRIENDO EN CADA UNO DE ESTOS CASOS?

Con estos sistemas de alimentación nuestros niveles de glucosa están sufriendo muchas variaciones a lo largo del día, es decir, estamos forzando al páncreas a secretar mucha insulina para normalizar esos niveles de glucosa en sangre.

A lo largo de todos mis años de experiencia me he encontrado con muchas personas cuyo único problema era que no mantenían su nivel de glucosa lo más estable posible a lo largo del día. Su alimentación podía contener alimentos de calidad llenos de vitaminas, minerales, etc., pero no estaban siendo ingeridos de la manera correcta a lo largo día.

La experiencia me ha demostrado que las dietas de control de insulina son las que aportan un mayor beneficio para la salud.

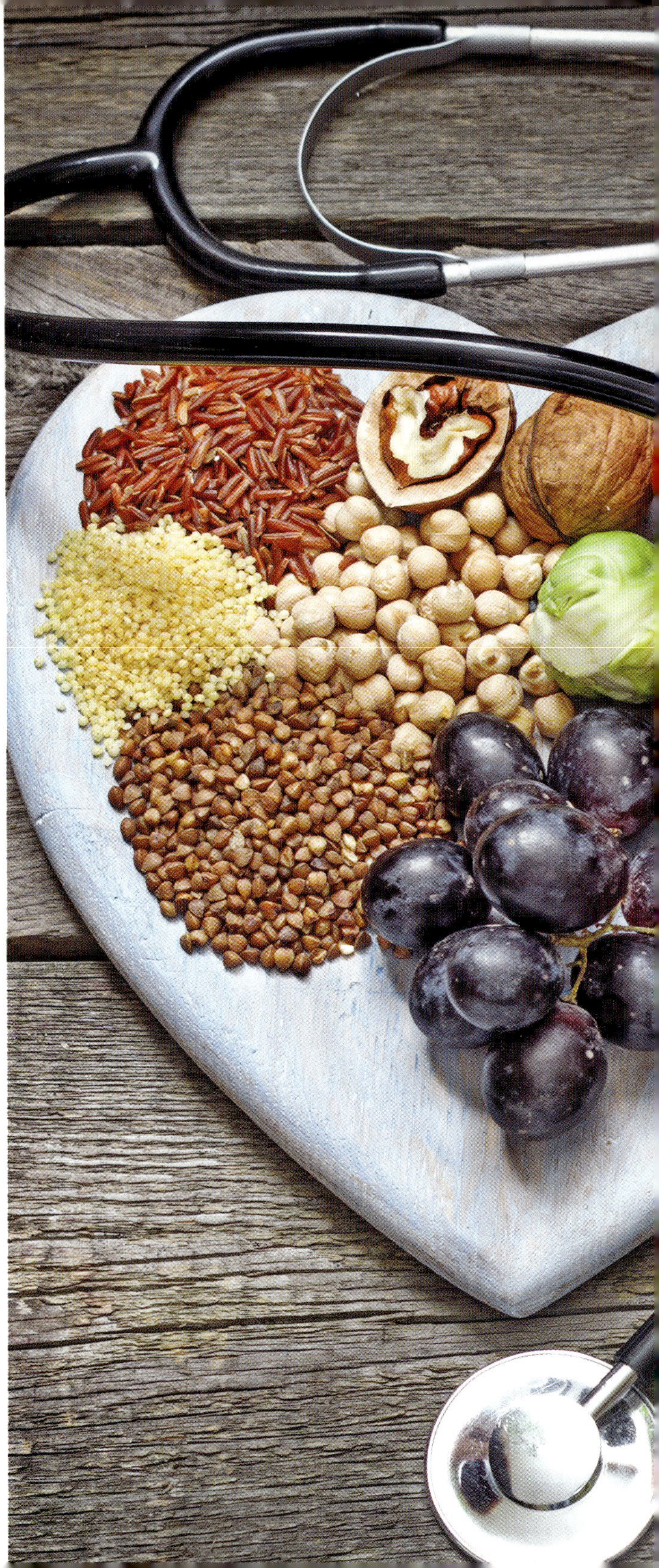

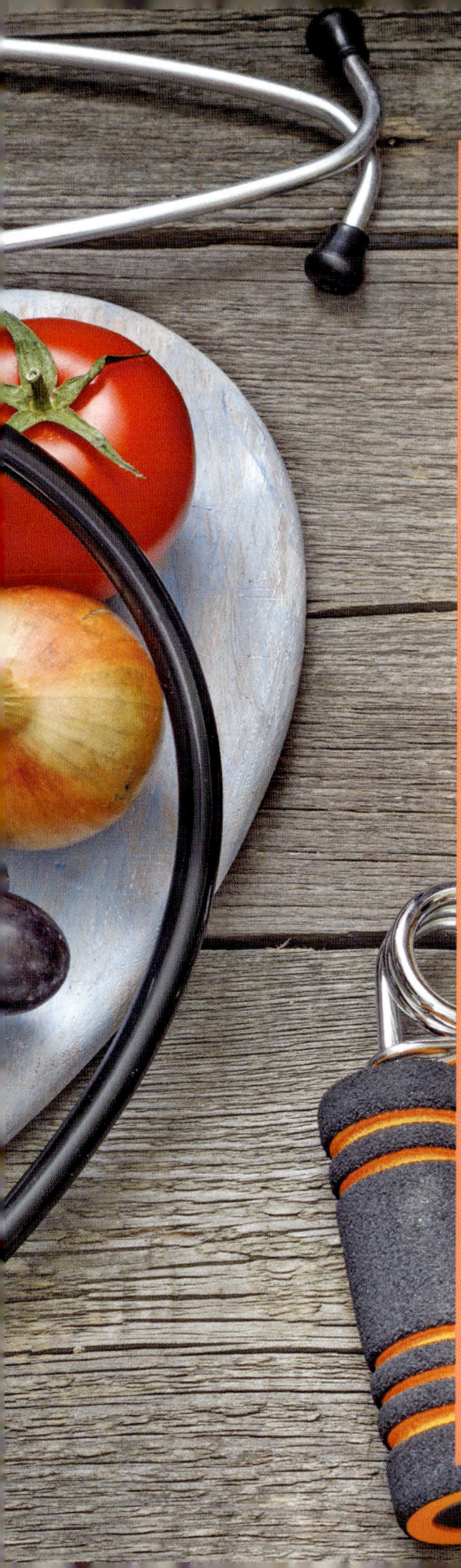

¿POR QUÉ HACER UNA DIETA DE CONTROL DE INSULINA?

Las dietas de control de insulina aportan beneficios, independientemente de la edad y del estado en el que se encuentre la persona en ese momento. Estos beneficios para nuestra salud son claros y se notan a muy corto plazo.

1. Nos sentimos menos cansados después de cada ingesta de alimentos.

2. Tenemos menos hambre cuando llegamos a las comidas principales.

3. No sufrimos bajadas bruscas de glucosa en sangre que nos provocan unas ganas terribles de tomar dulces o bebidas azucaradas.

4. A la hora de bajar peso utilizaremos como fuente de energía mayoritaria la grasa que tenemos acumulada en nuestros adipocitos.

5. Mantendremos nuestra masa muscular lo más intacta posible, impidiendo que baje nuestro metabolismo basal, lo que nos llevaría a un efecto rebote casi seguro.

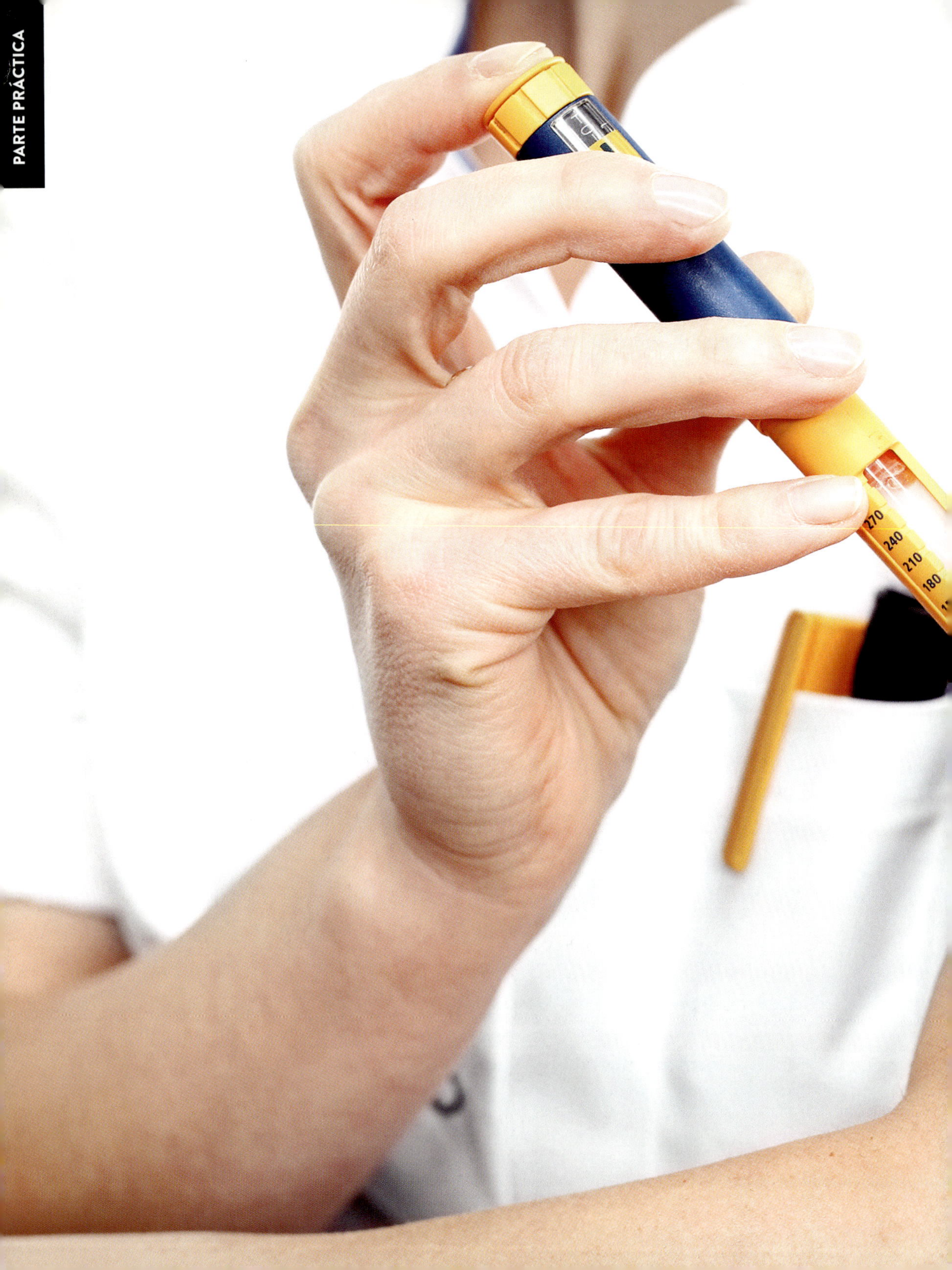
270
240
210
180

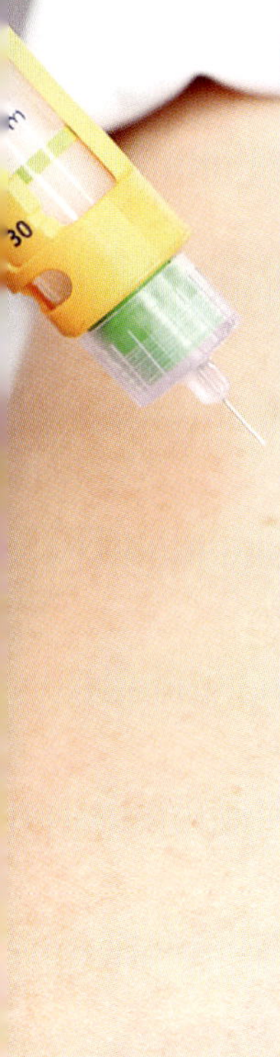

UNA PRUEBA DE LOS EFECTOS DE LAS DIETAS DE CONTROL DE INSULINA

Cada vez es más frecuente que personas que padecen obesidad sean también diagnosticadas de diabetes tipo 2, un trastorno metabólico por el cual nuestro páncreas no es capaz de mantener los niveles de glucosa dentro de los valores correctos, produciendo una hiperglucemia.

En estos pacientes, las dietas de control de insulina consiguen que no sufran tantas variaciones en sus niveles de glucosa en sangre y les permite llevar una alimentación más correcta. Ellos son los que ven más claramente los resultados, porque a lo largo del día se hacen controles de glucosa mediante un glucómetro con tiras reactivas y pueden comprobar que las variaciones de glucosa en sangre a lo largo del día se encuentran mucho más normalizadas. No se producen grandes elevaciones después de cada una de las ingestas y tampoco hay grandes bajadas entre comidas.

Para entender todo lo que ocurre en nuestro cuerpo con la insulina empezaremos por conocer cómo se produce la digestión de los alimentos que ingerimos a lo largo del día.

¿CÓMO FUNCIONA LA DIGESTIÓN DE LOS ALIMENTOS?

Lo contaré de manera muy sencilla. La digestión es el proceso por el cual los alimentos que ingerimos se transforman en sustancias más sencillas que serán utilizadas por nuestro cuerpo. El aparato digestivo es el encargado de realizar la digestión de los distintos alimentos.

RESUMEN DEL PROCESO DIGESTIVO

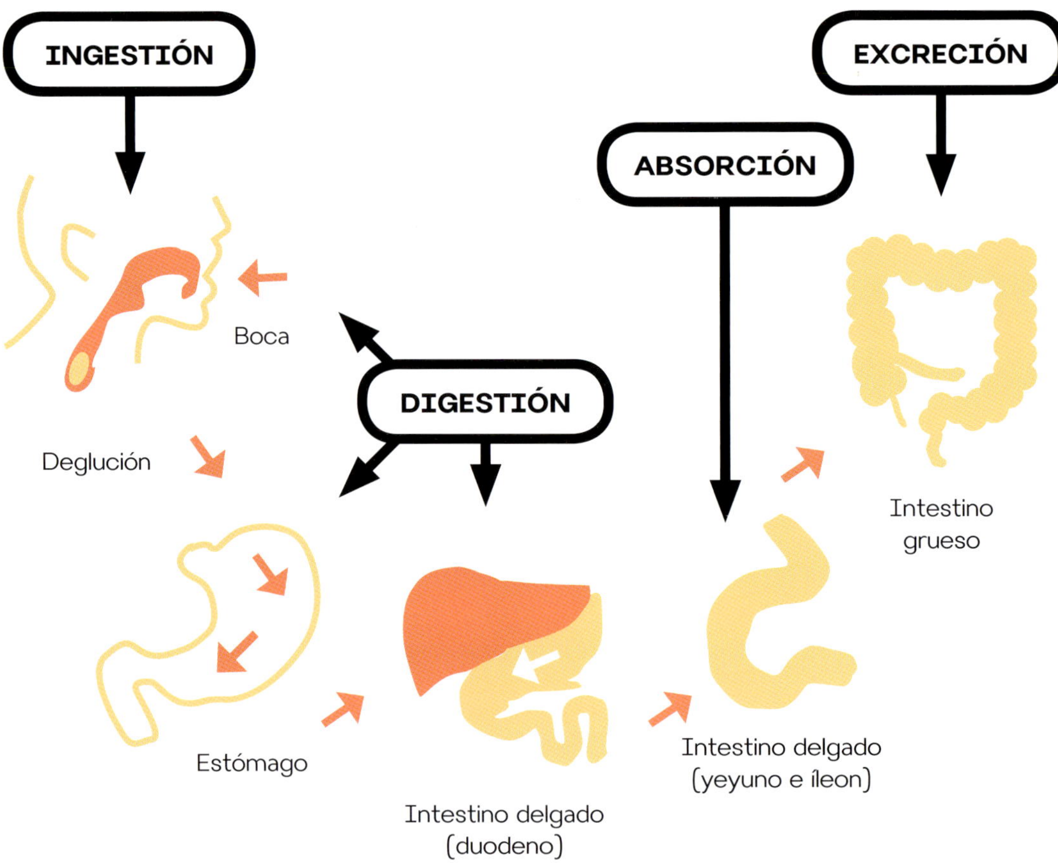

EL PROCESO DE LA DIGESTIÓN SE PUEDE DIVIDIR EN TRES PARTES

DIGESTIÓN BUCAL: el alimento es ingerido y mediante la acción de la lengua, los dientes y los músculos masticadores se mezcla con la saliva formando el bolo alimenticio. Se produce la secreción de la amilasa salival, que es la encargada de la digestión del almidón (polisacárido compuesto por muchas moléculas de glucosa y glúcido de reserva de la mayoría de los vegetales). Ese bolo alimenticio impregnado en saliva viajará por la faringe y el esófago hasta llegar al estómago mediante el proceso de deglución.

DIGESTIÓN GÁSTRICA: una vez en el estómago, el bolo se mezcla con los jugos gástricos mediante movimientos peristálticos. Con ello se producen una acción mecánica y una acción química. Los jugos gástricos están formados por agua, ácido clorhídrico HCl (que impide el desarrollo bacteriano), enzimas y mucus.

Mediante la acción del ácido clorhídrico y de las enzimas, el bolo se convierte en un líquido espeso que se conoce con el nombre de «quimo», el cual pasa al intestino delgado.

DIGESTIÓN INTESTINAL: también es mecánica y química. Una vez abandona el estómago, el quimo penetra en el duodeno (primer tramo del intestino delgado), sobre el que actúan otros órganos, como el hígado y el páncreas, secretando la bilis y el jugo pancreático respectivamente. En este punto se secretan enzimas, como la amilasa, que se encargará de la digestión del almidón; la tripsina, una proteasa que se encarga de la digestión de las proteínas; y la lipasa, que se encarga de la digestión de los lípidos. Los restos de los alimentos que no han sido absorbidos pasarán al intestino grueso, donde se produce como función principal la absorción de agua y sales.

Una vez que ya sabemos cómo funciona la digestión de los alimentos, ha llegado el momento de explicar cómo se producen los «picos de insulina», de los que llevamos hablando todo el libro, y cuál es su efecto en nuestro organismo.

¿CÓMO Y CUÁNDO SE PRODUCE LA SECRECIÓN DE INSULINA?

Supongamos que estamos delante de un bufet fantástico que nos brinda la opción de un desayuno muy variado que contenga un zumo de naranja, un poco de fruta cortada, unos cereales y una pieza de bollería.

A simple vista todos clasificaríamos este desayuno como muy saludable, en lo que se refiere a su composición nutricional, porque contiene frutas, que son fuente de vitaminas, cereales, que nos aportan fibra, y una pequeña porción de proteína en la leche.

Sin embargo, este desayuno no es tan saludable como podría parecer a simple vista. Ninguna de estas ingestas es tan saludable como podría parecer a simple vista. ¿Por qué?

PORQUE MAYORITARIAMENTE SOLO CONTIENE HIDRATOS DE CARBONO, «TODO LO QUE NACE DE LA TIERRA».

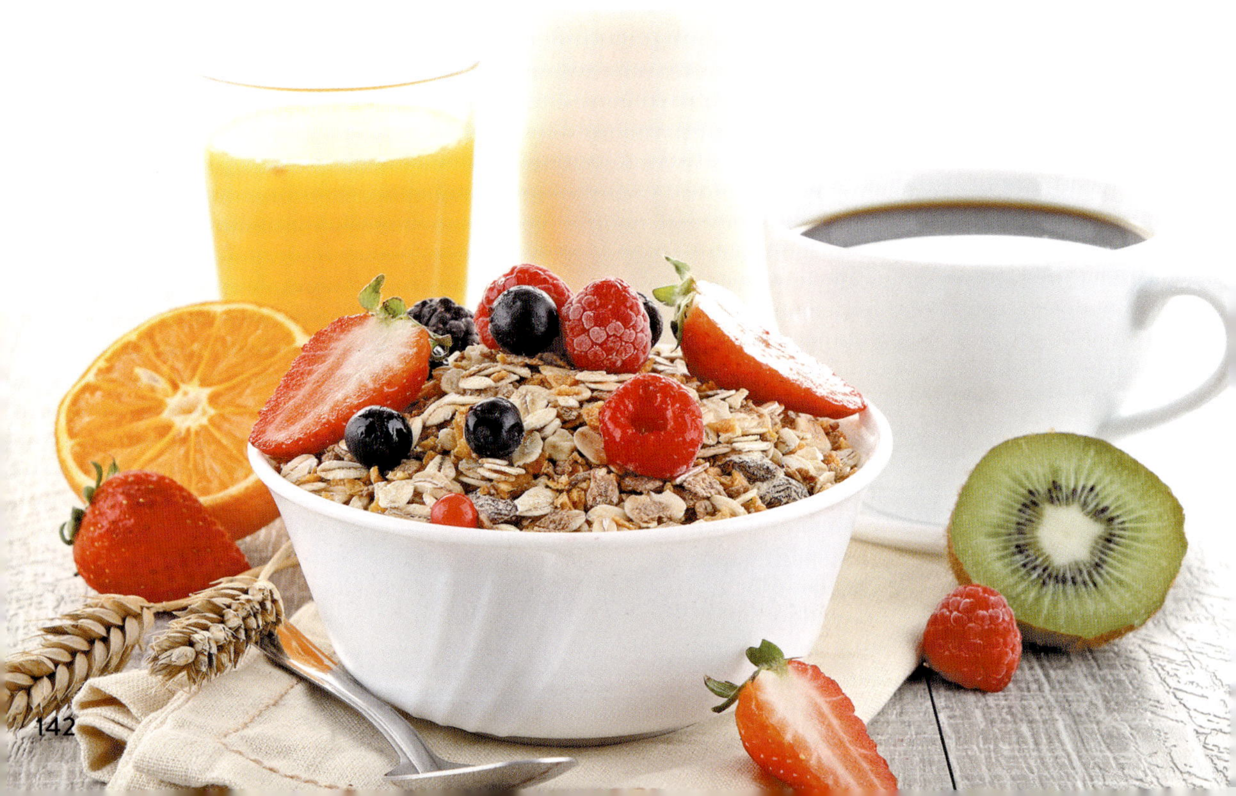

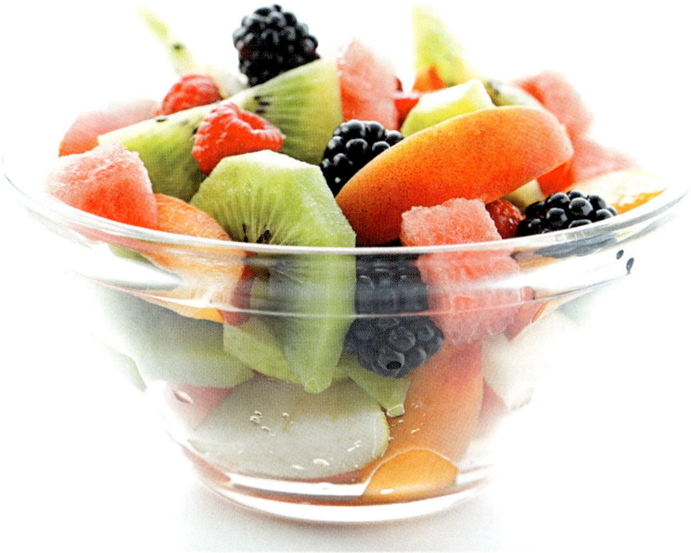

¿Qué os parece una media mañana llena de fruta?

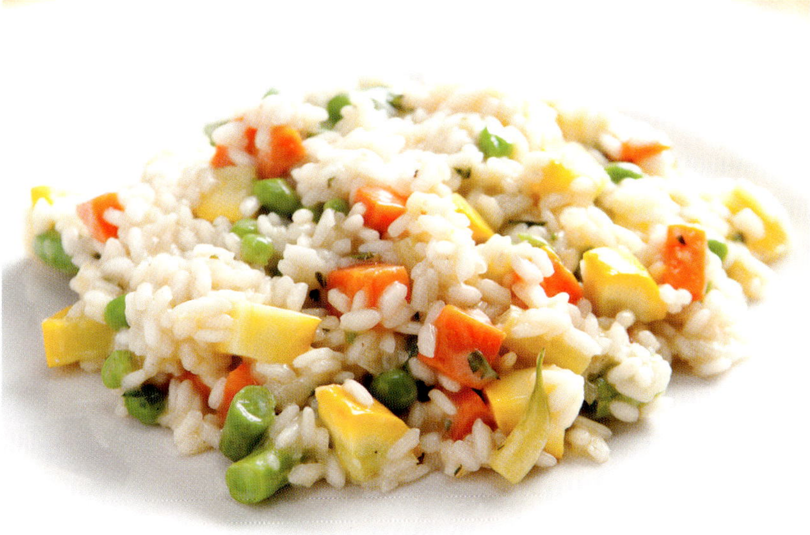

¿Y una comida de arroz con verduras?

¿QUÉ OCURRIRÁ CUANDO INGIRAMOS TODOS ESTOS ALIMENTOS?

Produciremos una elevación muy grande de los niveles de hidratos de carbono.

Si tomamos un zumo de naranja (calorías líquidas) con el estómago vacío después de haber pasado un periodo de ayuno muy largo, más de 10 horas en algunos casos desde la cena, nuestro estómago no tendrá que triturar prácticamente nada (ya lo ha hecho la licuadora por nosotros) y pasará directamente al intestino delgado y se filtrará apareciendo en sangre.

Si además ese zumo va acompañado de fruta cortada y cereales, que suelen contener gran cantidad de azúcares añadidos, imaginaos la gran cantidad de hidratos de carbono que aparecerán en nuestro torrente sanguíneo, convertidos en hidratos de carbono simples.

Un plato de arroz con verduras estará lleno de vitaminas y minerales, pero no nos estará aportando prácticamente nada de proteína. Solo contiene hidratos de carbono complejos, que producirán una elevación de mis niveles de glucosa en sangre.

¿Cuántos de vosotros no habéis tenido unas ganas terribles de dormir una siesta después de una paella con poca proteína y un buen vaso de vino? Esa sensación es la consecuencia de un pico de insulina en vuestro cuerpo.

Los hidratos de carbono simples (monosacáridos y disacáridos), como glucosa, fructosa, maltosa, sacarosa, lactosa y galactosa, producen un pico de insulina alto justo después de ser ingeridos, mientras que los hidratos de carbono complejos, como el almidón, lo producen pasadas un par de horas y es algo más bajo. Los polisacáridos como el almidón deberán ser degradados mediante la enzima amilasa pancreática y salival para romper los enlaces glucosídicos que unen las moléculas de glucosa.

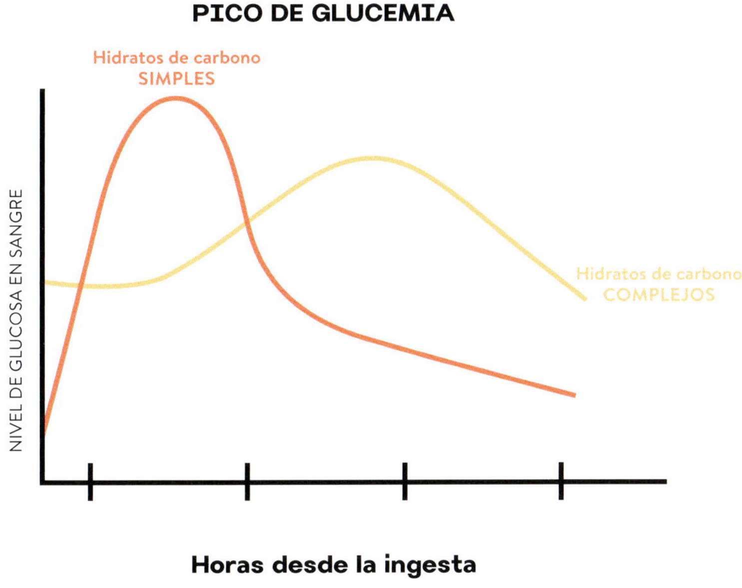

¿Qué tendrá que hacer nuestro cuerpo para normalizar esos niveles de glucosa tan elevados en sangre? Secretará la famosa **insulina**. La insulina es una hormona secretada por las células beta del páncreas encargadas de estabilizar los niveles de glucosa en sangre.

¿QUÉ OCURRE EN NUESTRO CUERPO SI HACEMOS PICOS DE INSULINA?

1. Nuestros valores de glucosa en sangre fluctuarán mucho a lo largo del día.
2. Activaremos la lipogénesis.
3. Nos sentiremos agotados después de cada comida.
4. Nos costará mucho bajar de peso.
5. Engordaremos.

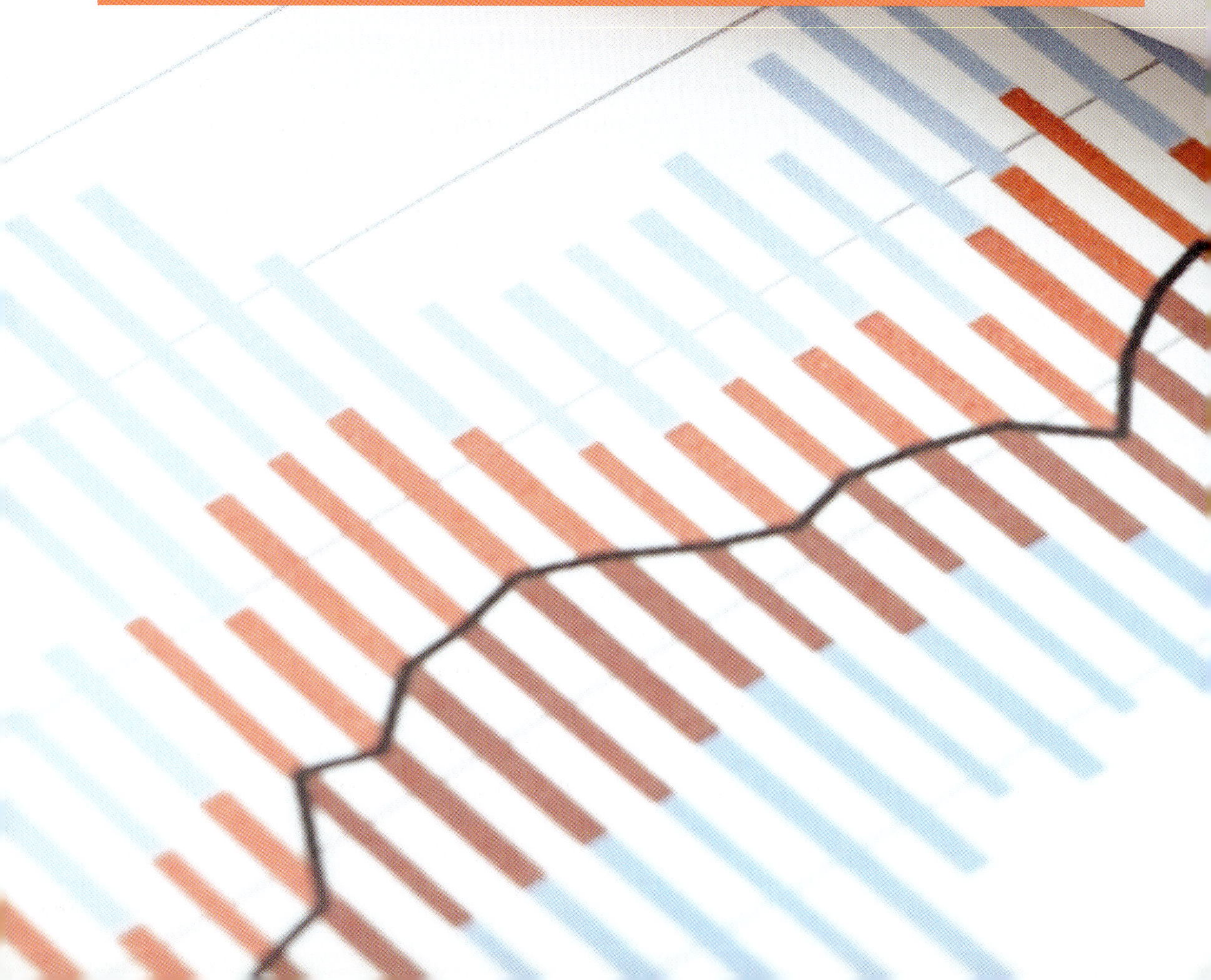

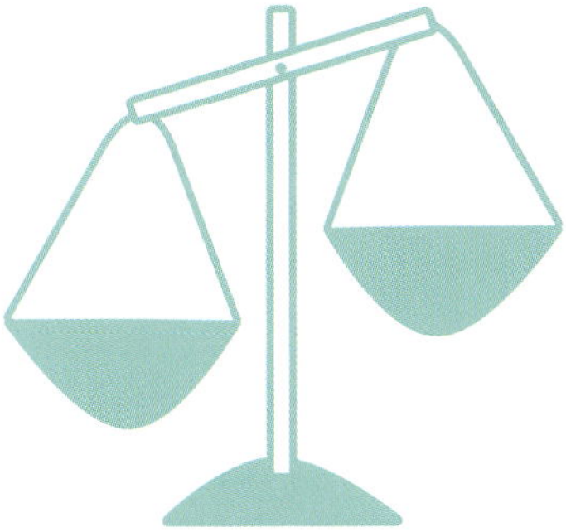

¿CÓMO NORMALIZA LOS NIVELES DE GLUCOSA EN SANGRE LA INSULINA?

Mediante la acción de la insulina, una parte de la glucosa se almacenará en el hígado en forma de glucógeno (polisacárido formado por moléculas ramificadas de glucosa) para poder ser utilizada más tarde, cuando el cuerpo lo necesite en los periodos de ayuno. Otra parte se almacena en el músculo (la cantidad almacenada en el músculo es mayor que en el hígado) y el resto tendrá que ser eliminada del torrente sanguíneo mediante la lipogénesis, ya que los niveles altos de glucosa en sangre pueden producir un coma diabético.

¿POR QUÉ ENGORDAMOS CUANDO HACEMOS PICOS DE INSULINA?

Cuando ingerimos una cantidad muy grande de hidratos de carbono se realizan tres procesos en nuestro organismo:

1. Se almacenará la glucosa en el hígado en forma de glucógeno.
2. Se almacenará glucosa en forma de glucógeno en los músculos.
3. Se activará la lipogénesis para normalizar los niveles de glucosa, convirtiendo el excedente en grasas que se almacenarán en nuestros adipocitos.

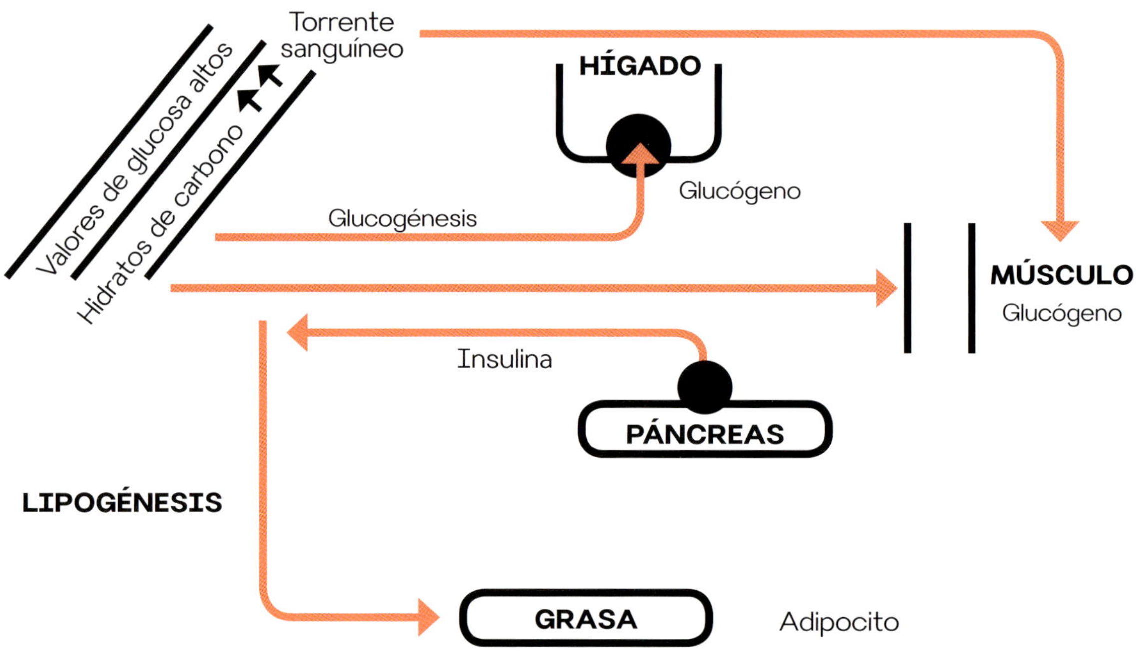

Resumiendo:
Si empezamos el día haciendo un pico de insulina porque en nuestro torrente sanguíneo entra una cantidad de glucosa muy elevada, activaremos la lipogénesis y parte de esa glucosa se convertirá en grasa y como consecuencia **engordaremos**.

¿CÓMO CONSEGUIREMOS QUE NUESTRA GLUCOSA NO SE ELEVE DE MANERA TAN VIRULENTA?

Lo resumiremos en las cinco reglas de las que llevamos hablando todo el libro.

REGLA 1. No tomar nada que nace de la tierra solo, es decir, hidratos de carbono solos, y menos si tienen un índice glucémico elevado.

REGLA 2. No tomar hidratos de carbono líquidos. Cuidado con los zumos de fruta y de verduras y con el gazpacho en verano.

REGLA 3. Consumir alimentos cada 3 o 4 horas sin dejar pasar grandes periodos de ayuno.

REGLA 4. No dejar pasar más de 1 hora desde que me levanto hasta que ingiero algún alimento.

REGLA 5. No hacer nunca deporte con el estómago vacío.

REGLA 1. Cuidado con tomar nada que nace de la tierra solo, es decir, hidratos de carbono solos, y menos si tienen UNA CARGA GLUCÉMICA ELEVADA.

Hay estudios que demuestran que, si en nuestra ingesta introducimos hidratos de carbono y proteínas en las proporciones adecuadas, nuestro cuerpo no secretará una gran cantidad de insulina, de tal manera que la lipogénesis (proceso por el cual nuestro organismo convierte los hidratos de carbono en grasas) no se activará ni se derivará a grasa. Si ingerimos los hidratos de carbono junto con una porción de proteínas, se estimulará la secreción del glucagón. El glucagón es una hormona antagónica de la insulina secretada por las células alfa de los islotes de Langerhans y tiene dos funciones:

- Es el encargado de que en los periodos de ayuno podamos utilizar la glucosa que hemos almacenado en forma de glucógeno en el hígado y el páncreas.
- Atenúa el pico de insulina que se produciría al ingerir solo hidratos de carbono, evitando la activación de la lipogénesis con la consecuente derivación a grasa.

REGLA 2.

Cuidado con los hidratos de carbono líquidos.

Cuidado con los zumos de fruta o de verduras y con el gazpacho en verano.

Los hidratos de carbono líquidos nos aportan calorías líquidas que nos llevarán con seguridad a un pico de insulina.

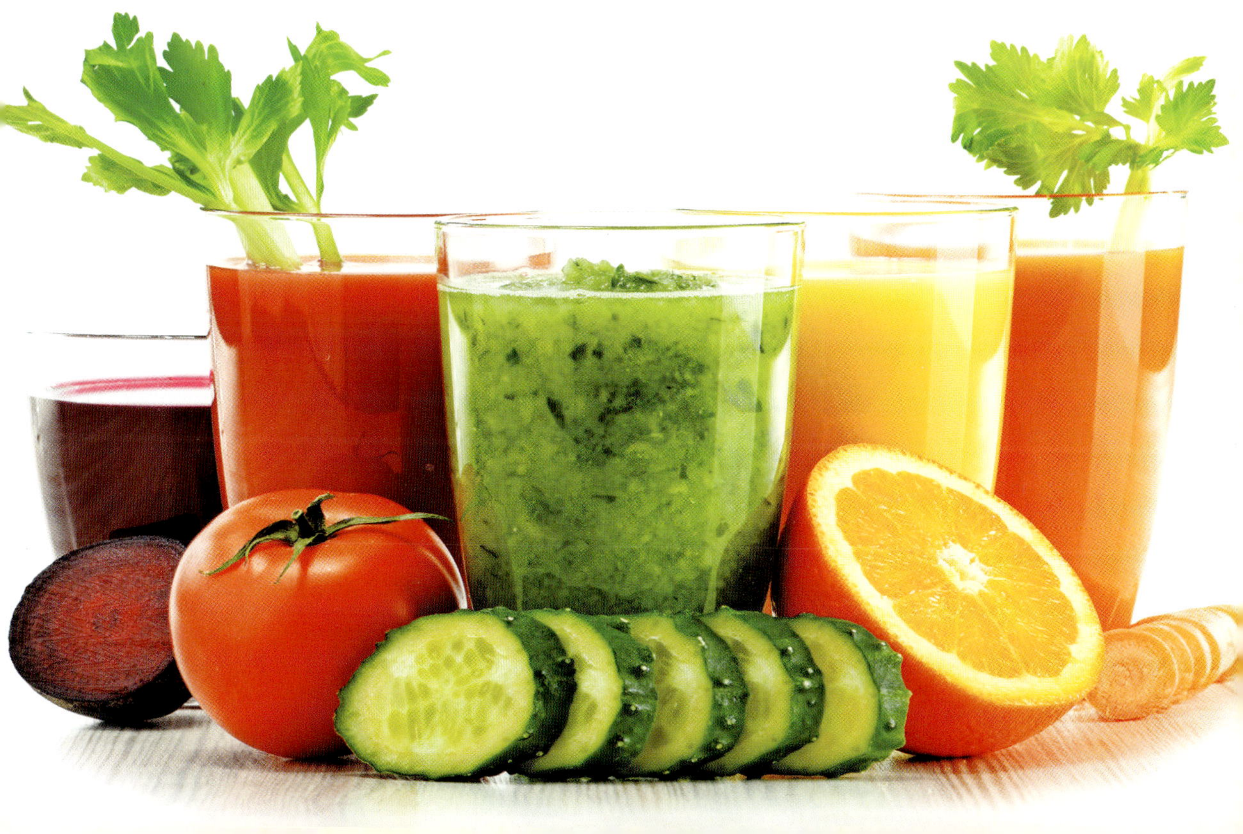

REGLA 3.

Consumir alimentos cada 3-4 horas sin dejar pasar grandes periodos de ayuno.

¿CADA CUÁNTO TIEMPO TENDRÉ QUE INGERIR ALIMENTOS?

Pensemos en un conejito perseguido por un cazador. Sus niveles de cortisol (hormona esteroidea producida por las glándulas suprarrenales, que se libera como respuesta al estrés y a un nivel bajo de glucocorticoides) se elevarán y cuando el conejito haya consumido todas la reservas de glucógeno que tenía almacenadas en el músculo y en el hígado tendrá que buscar otras fuentes de energía. Podría utilizar la masa muscular o la grasa, pero cuando los niveles de cortisol están muy elevados el cuerpo prefiere utilizar la masa muscular, produciendo una serie de efectos nada beneficiosos para nuestro organismo.

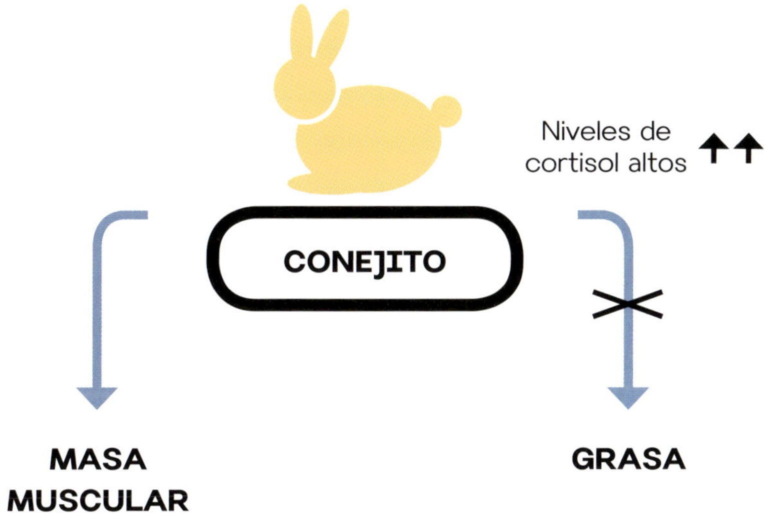

¿QUÉ OCURRE CUANDO MI CUERPO UTILIZA LA MASA MUSCULAR COMO COMBUSTIBLE EN VEZ DE LA GRASA, COMO HACE EL CONEJO?

Cuando nuestro cuerpo utiliza la masa muscular como combustible ocurren varias cosas:

1. Disminuye nuestra masa muscular.
2. Si disminuye la masa muscular, disminuirá el metabolismo basal. Si disminuye el metabolismo basal gastaremos menos kilocalorías de base, con lo cual tendremos menos margen para cometer excesos.
3. Aparecerán contracturas musculares.
4. Nos sentiremos agotados.

¿QUÉ DEBEREMOS HACER PARA QUE ESTO NO OCURRA?

Con el ritmo de trabajo que llevamos, cada vez nos encontramos más personas que se saltan la ingesta de media mañana y la merienda o que restringen mucho la ingesta de proteínas a lo largo del día y como consecuencia sufren una disminución de la masa muscular. Cuando nosotros perdemos peso y mayoritariamente se produce la pérdida de masa muscular, tendremos el efecto rebote prácticamente asegurado (véase el capítulo *Es fácil evitar el efecto rebote*).

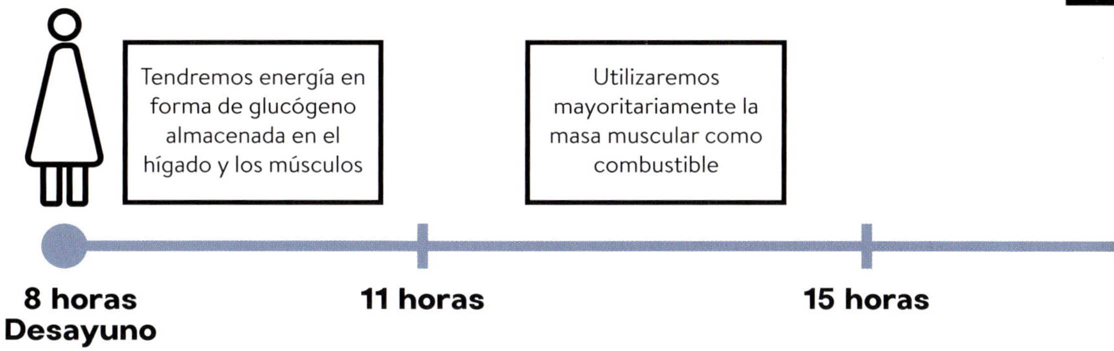

Si desayunamos aproximadamente a las 8 de la mañana y llenamos nuestras reservas de glucógeno en hígado y músculo, nos aseguramos energía para nuestros órganos importantes durante 3 o 4 horas. Pero si no volvemos a tomar ningún alimento hasta transcurridas muchas horas, por ejemplo las 15 horas, nuestro cuerpo empezará con toda probabilidad a utilizar la masa muscular como combustible. Sin embargo, si ingerimos a media mañana una pequeña porción de alimento compuesta por hidratos de carbono y proteínas, tendremos asegurada la energía para nuestros órganos vitales y nuestro organismo podrá permitirse el «lujo» de utilizar la grasa como combustible.

Esta es la razón por la cual deberemos ingerir una porción de alimento equilibrada cada 3 o 4 horas. Esto generalmente se traducirá en cinco comidas al día, pero en algunos casos podrán llegar a ser seis o siete, dependiendo del horario de cada uno.

Si me levanto de las 6 horas y como a las 15 horas debería hacer dos medias mañanas. Una a las 9 horas y otra a las 12 horas para que no pasen más de tres o cuatro horas entre las ingestas.

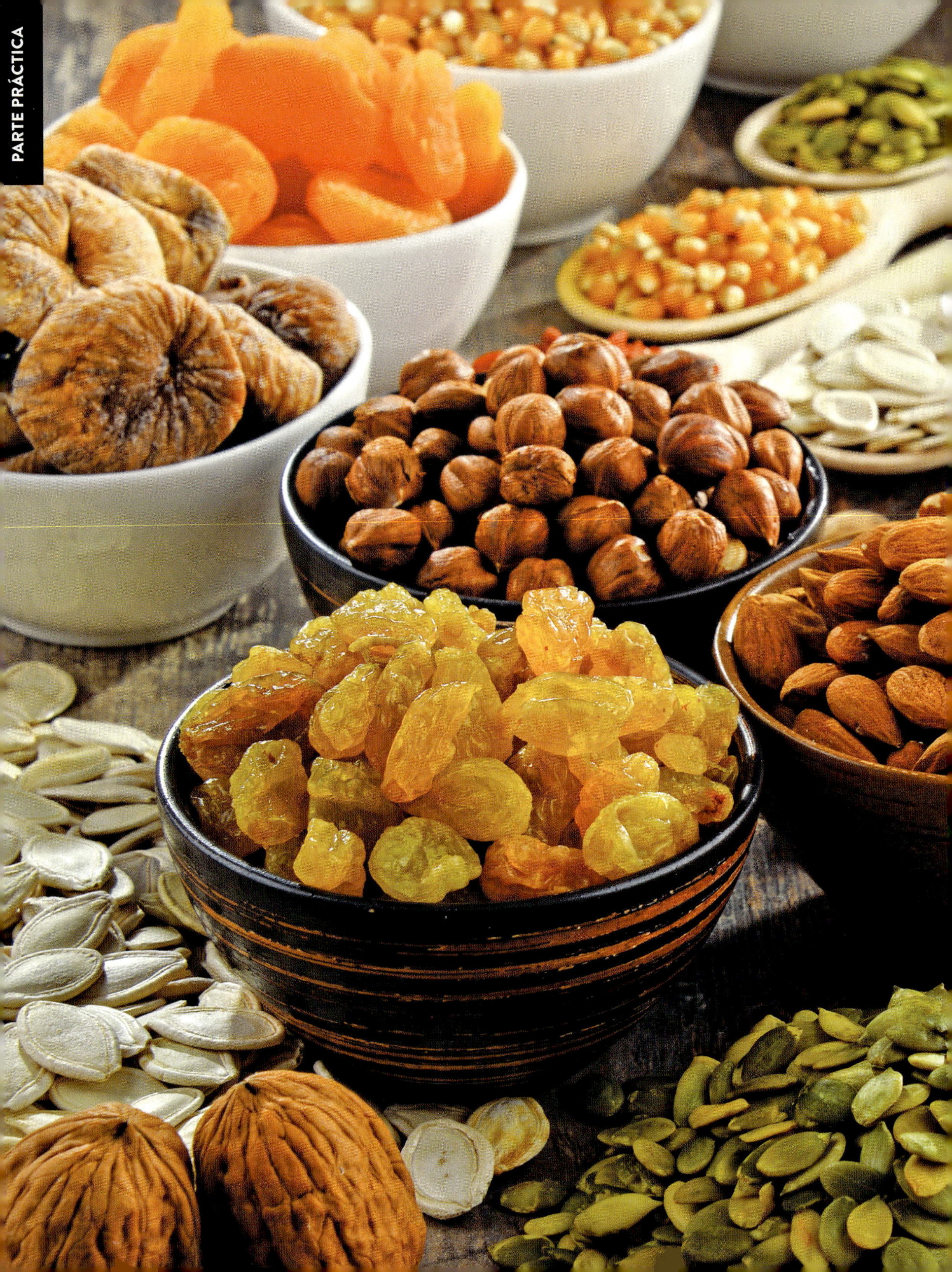

Tendremos que consumir alimentos cada 3-4 horas para que mi cuerpo no utilice solo la masa muscular como combustible (no me convierta en un conejito), sino que active la lipólisis y utilice la grasa.

REGLA 4.

No dejaré pasar más de 1 hora desde que me levanto hasta que ingiero algún alimento.

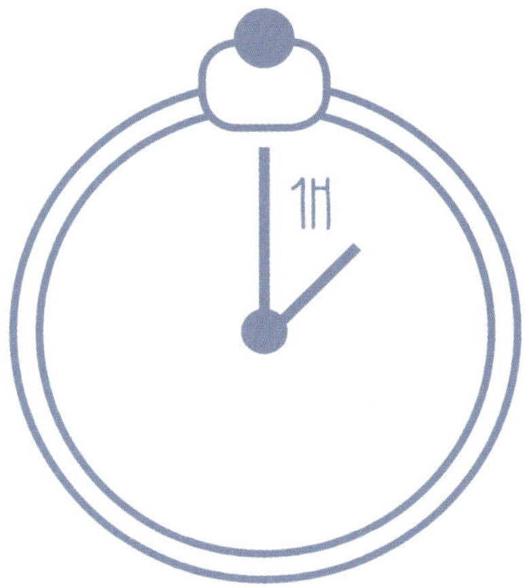

La cuarta regla tiene una explicación muy fácil que seguro que todos vosotros ya sabéis. No debería pasar mucho tiempo desde que me levanto hasta que ingiero algún alimento, porque cuando me levanto después de un periodo de ayuno muy largo, que puede llegar a ser incluso de 10 horas, la cantidad de glucógeno almacenado en músculos e hígado es prácticamente nula. Si comienzo mi actividad normal, tengo muchas posibilidades de disminuir mi masa muscular, ya que mi cuerpo empezará a utilizarla para conseguir energía para mis órganos vitales.

Seguro que en este momento algunos estaréis pensando que esta regla es muy difícil de cumplir porque a primera hora del día no tenéis ganas de comer. Sin embargo a la pregunta: «Cuando te encuentras delante de un buen bufet de hotel a la hora del desayuno, ¿tampoco comes nada?». La mayoría responderéis: «Pues sí, claro, como de todo».

¿Cómo puede ser que en ese caso sí puedas ingerir alimentos?
Cuando nos vamos de vacaciones estamos más relajados y con más tiempo para dedicárselo al placer de desayunar. Lo ideal sería que adquiriéramos el hábito de desayunar de manera tranquila todos los días, pero si esto no es posible en tu caso plantearemos otra opción: haremos una pequeña ingesta antes de salir de casa, por ejemplo, un café con leche y/o yogur, y pasaremos ese desayuno más copioso a la media mañana.

REGLA 5.
No hacer nunca deporte con el estómago vacío.

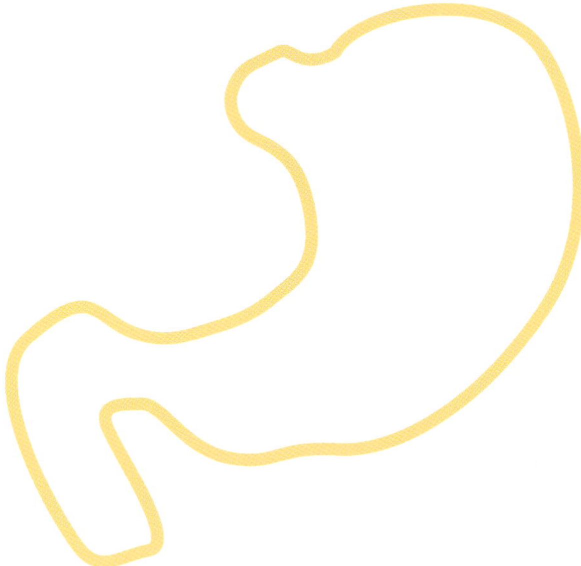

También es muy común la creencia de que si hacemos ejercicio con el estómago vacío adelgazaremos más. Esta creencia es totalmente errónea. Cuando realizamos un ejercicio físico después de un periodo de ayuno muy prolongado, sin nada de reserva en el hígado y sobre todo en los músculos en forma de glucógeno, nuestro organismo tenderá a utilizar la masa muscular como combustible, bajando así el metabolismo basal y haciéndonos vulnerables a las lesiones. Seremos como un conejito estresado corriendo en una cinta del gimnasio.

Si entendemos y aplicamos las cinco reglas basadas en una dieta de control de insulina, nos sentiremos mucho más activos, con más energía a lo largo del día, sin esos bajones que se producen en las dietas mal equilibradas después de comer, por ejemplo, un plato de arroz prácticamente sin ningún tropezón de proteína.

¿Tendré que hacer dieta toda mi vida?

¿Si no se pasa hambre no hay manera de adelgazar?

¿Puedo comer la cantidad que quiera de alimentos *ligth*?

¿Lo mejor para hacer dieta es tener la nevera vacía?

Lo que tienes y lo que no tienes que hacer

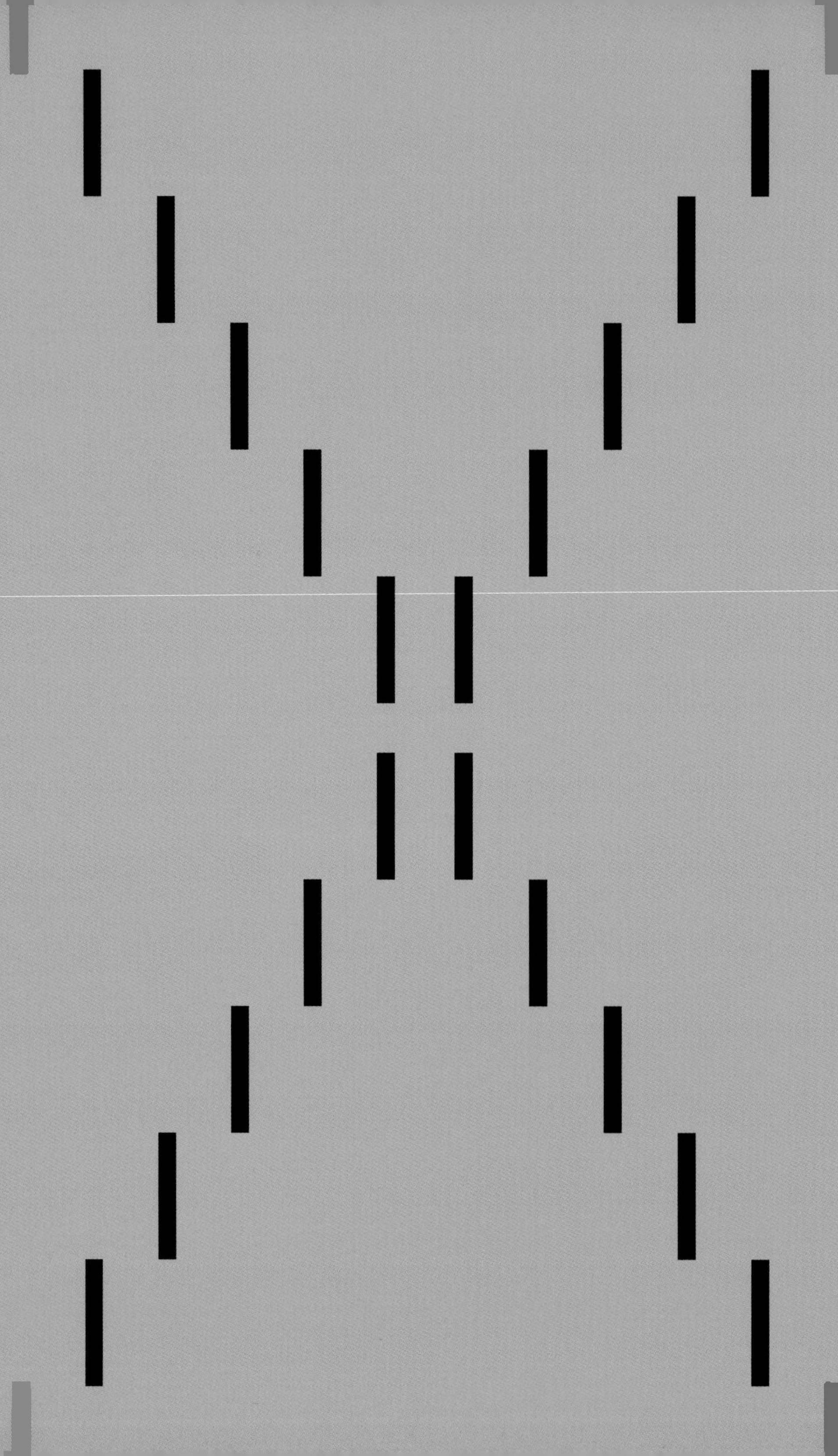

Antes de empezar tienen que quedar claros algunos conceptos esenciales.

Es muy importante la fase en la que bajamos de peso hasta alcanzar nuestro peso saludable, pero nunca tenemos que olvidarnos de la etapa de mantenimiento. No sirve de nada bajar de peso si luego no consigo mantenerlo. Si bajo de peso pero no cambio mis hábitos alimenticios y vuelvo otra vez a comer como comía anteriormente, seguro que lo recuperaré.

Esta es una de las razones por las que las dietas muy restrictivas no funcionan. Si haces una dieta en la que pasas hambre o solo te limitas a ingerir, por ejemplo, un determinado tipo de alimentos, cuando alcances tu peso saludable tendrás ganas de volver a comer todo aquello de lo que te has estado privando durante meses y lo volverás a recuperar.

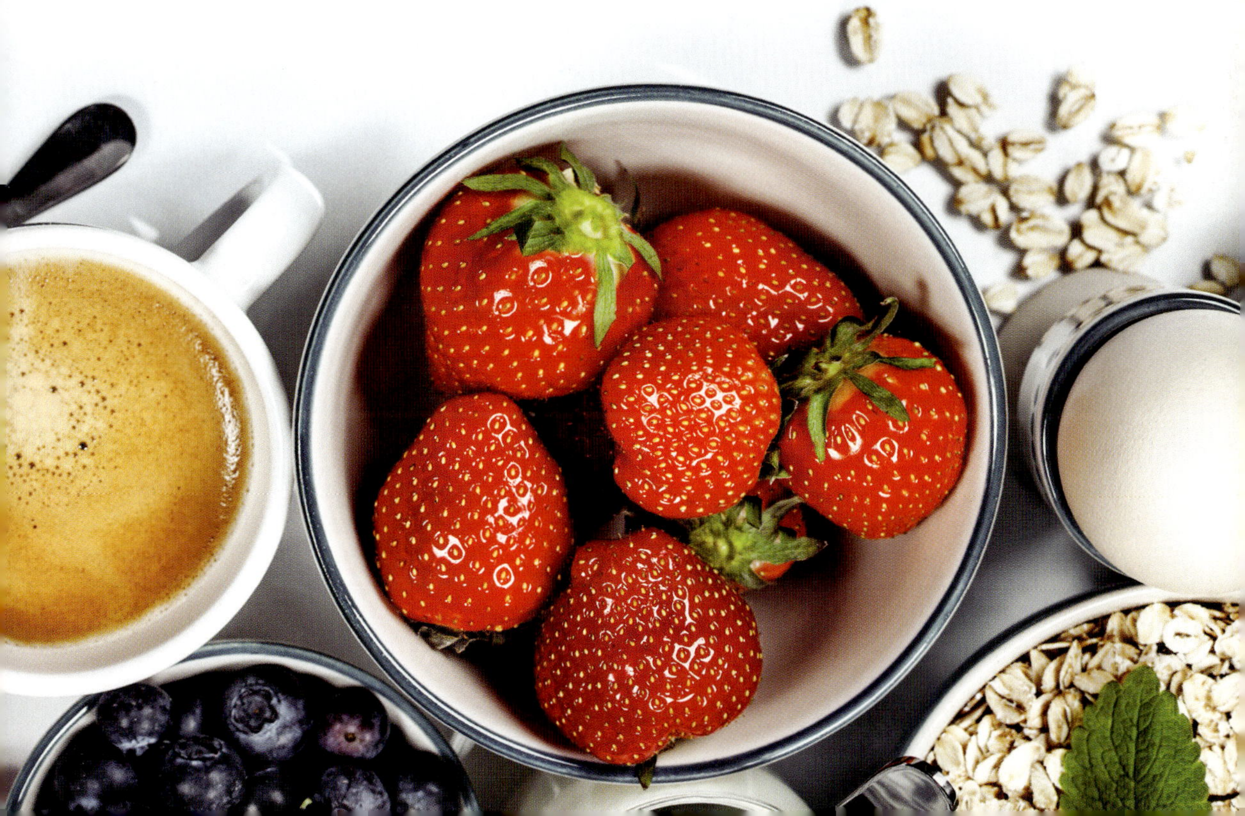

EN TU CABEZA TE RONDARÁN TODO EL RATO LOS MISMOS PENSAMIENTOS:

¡No puedo más!

¡No puedo salir con mis amigos!

¡No puedo hacer dieta porque trabajo mucho!

¿CUÁNTOS DÍAS TENGO QUE SEGUIR CON ESTAS RESTRICCIONES?

Contarás los días que te quedan para seguir con este «sufrimiento» que no te deja pensar en otra cosa.

No os voy a engañar, cambiar los hábitos alimenticios siempre requiere un sacrificio como:

- Tengo que tener cuidado con lo que como; sobre todo al principio tendré que estar pendiente de cómo combino los alimentos.
- Tendré que mantener unos horarios y comer cada 3-4 horas.

Pero quizás será más fácil enumerar lo que no tengo que hacer:

- **PASAR HAMBRE:** si haciendo una dieta paso hambre, serán unas pautas que podré mantener muy poco tiempo, mi cuerpo empezará a utilizar mi masa muscular, disminuirá mi metabolismo basal y tendré ansiedad por volver a comer los alimentos que ya no deberían formar parte de mi dieta diaria.

- **DEJAR DE LADO MI VIDA SOCIAL:** si lo haces, adelgazarás porque no te enfrentarás a situaciones sobre las que antes no tenías control, pero hay una frase que debes tener muy clara durante todo el proceso: «La dieta se tiene que adaptar a ti y tú te tienes que adaptar a la dieta». Si adelgazas evitando las salidas con amigos, las comidas de trabajo, etc., cuando luego vuelvas a enfrentarte a ellas no habrás adquirido unos buenos hábitos para estas ocasiones. Volverás a caer en la mala alimentación que llevabas antes y volverás a subir de peso. Pongamos un ejemplo: si todos los días comes de menú, tendrás que saber qué elegir de esa carta; o si tienes una comida de negocios también tendrás que saber qué hacer si vas a tomarte un par de copas de vino que normalmente no sueles tomar.
- **CONTAR KILOCALORÍAS:** no podemos ir mirando las kilocalorías que nos van aportando cada uno de los alimentos que ingerimos a lo largo del día. Primero, porque nuestra dieta sería muy triste, y segundo, porque, como hemos explicado ya repetidas veces, lo importante no son las kilocalorías que nos aportan los alimentos, sino el efecto que producen estos alimentos en nuestro cuerpo al ser ingeridos.
- **PESAR LOS ALIMENTOS:** ¿os imagináis tener que pesar todo lo que comemos? Sería un infierno. No podría comer fuera de casa y tardaría muchísimo tiempo en prepararme cada una de las comidas.

«Hacer una dieta nunca tiene que implicar tener una mala relación con la comida. Hay que disfrutar comiendo, pero hacerlo con cabeza.»

Me he encontrado a muchas personas que podrían entrar en este perfil, pero os contaré el ejemplo de una mujer en concreto con la que seguro que muchos os sentiréis identificados.

Caso de estudio 5
Una vida de privaciones

Esta mujer llevaba toda la vida a dieta. Pasaba largos periodos al año a dieta muy restrictiva y siempre había asociado dieta a pasar hambre y sacrificio, y en estos periodos de tiempo reducía al máximo sus salidas con amigos para no tener tentaciones. Durante diez meses conseguía bajar de peso pasando hambre y cuando llegaba el verano se desataba a comer todo lo que no había comido (malcomiendo) y lo volvía recuperar. Su peso oscilaba arriba y abajo, con lo que eso supone para el organismo, y cada vez estaba más agotada física y psicológicamente. Su masa muscular era utilizada como combustible en estos regímenes tan restrictivos. Su metabolismo basal cada vez iba bajando más y tenía garantizado el efecto rebote.

A estas alturas del libro, me imagino que todos vosotros ya sabéis que esta no es la manera más saludable de afrontar la tarea de alcanzar un peso sano.

Esta mujer claramente tenía que hacer un cambio, aprender a comer y dejar de dividir los años en dos etapas, la que paso hambre y la que como de manera desatada.

Comenzó a bajar peso llevando una alimentación saludable, sin pasar hambre, aplicando las cinco reglas a lo largo del día.

Aunque parece que la historia va a terminar bien, no fue así. Tenía tan asociada la idea de dieta a la de sacrificio que, cuando llevaba un mes controlando la alimentación, decidió que no quería seguir, porque notaba que no estaba «sacrificándose lo suficiente» y decidió dejarlo. Necesitaba seguir un método más restrictivo, porque no estaba preparada para cambiar ese concepto de sacrificio y esa mala relación que tenía con la comida. Parece extraño esto que cuento, pero hay mucha gente que tiene muy mala relación con la alimentación y muchas veces es muy difícil hacerles entender que las dietas muy restrictivas no se pueden mantener en el tiempo.

Ella no estaba preparada para cambiar su relación con la alimentación, y es una pena porque estaba reaccionando muy bien al cambio.

¿QUÉ ES LO PRIMERO QUE DEBO TENER EN CUENTA PARA EMPEZAR?

Nunca debo olvidarme de las cinco reglas para mantener mis niveles de glucosa en sangre lo más constantes posible a lo largo del día y evitar los picos de insulina.

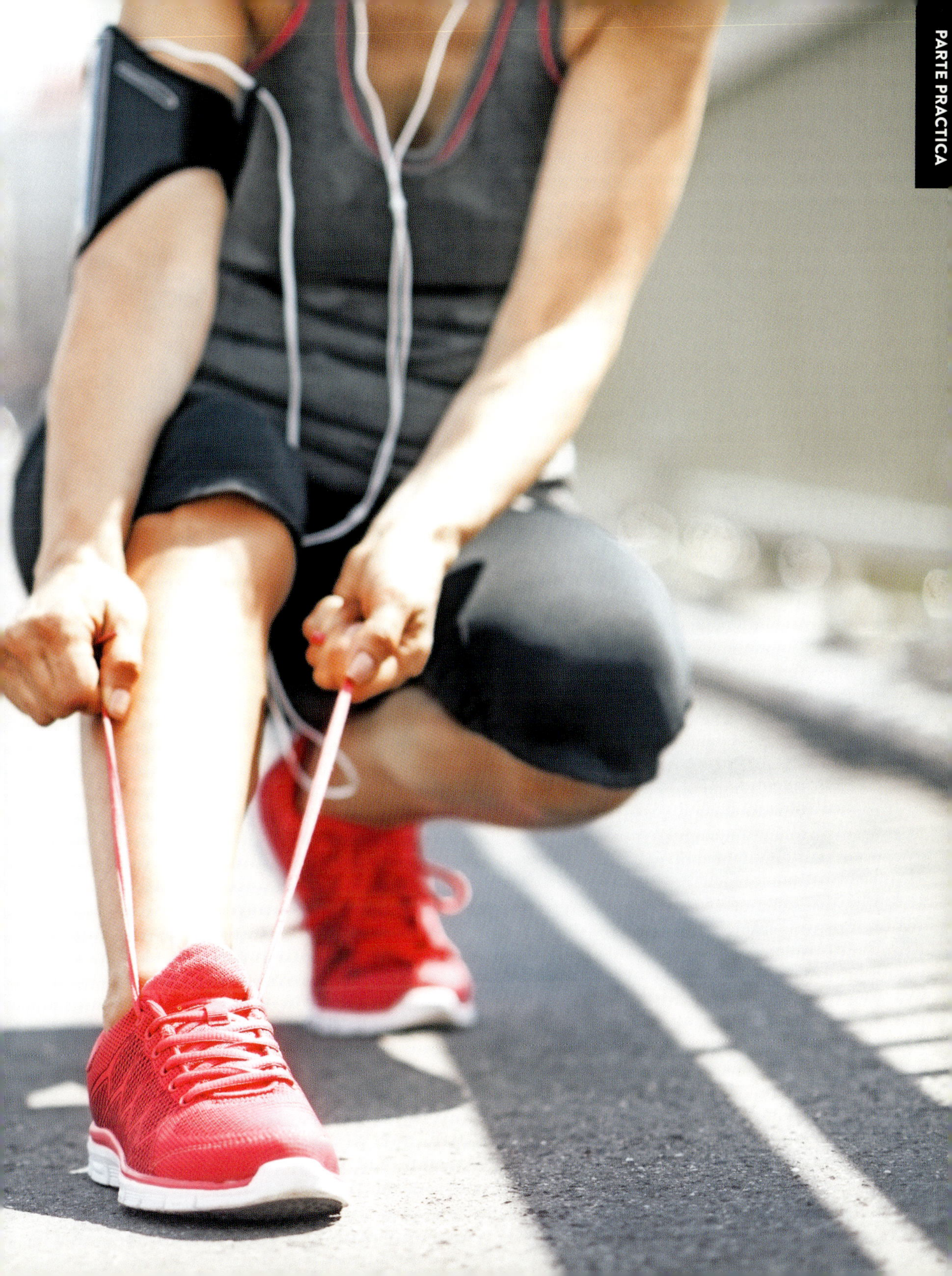

REGLA 1. Cuidado con tomar nada que nace de la tierra solo, es decir, hidratos de carbono solos, y menos si tienen un índice glucémico elevado.

REGLA 2. No tomar hidratos de carbono líquidos. Cuidado con los zumos de fruta y verduras y con el gazpacho en verano.

REGLA 3. Consumir alimentos cada 3 o 4 horas sin dejar pasar grandes periodos de ayuno.

REGLA 4. No dejar pasar más de 1 hora desde que me levanto hasta que ingiero algún alimento.

REGLA 5. No hacer nunca deporte con el estómago vacío.

Las cinco reglas las seguiré de manera más estricta si me encuentro en las primeras fases de adelgazamiento, pero tampoco las olvidaré en la fase de mantenimiento. En el mantenimiento aprenderemos cómo tomar, por ejemplo, un zumo o un gazpacho. Y algo muy importante: qué hacer si cometemos un exceso durante un día o varios días.

No puede ser que nos marchemos de vacaciones y vengamos con un par de kilos que no seamos capaces de quitarnos y los juntemos con los de las siguientes vacaciones.

LOS OBJETIVOS QUE BUSCAMOS SON CLAROS:

- Aprender a comer.
- Conseguir un peso saludable a base de bajar mayoritariamente grasa y no deteriorar mi metabolismo basal.
- Mantenerlo en el tiempo y no padecer el temido efecto rebote.
- Si mantengo la glucemia en sangre sin grandes variaciones después de cada comida y no paso grandes periodos de ayuno, mantendré mi metabolismo basal estable. Utilizaré la grasa blanca almacenada en los adipocitos como fuente de energía.

¿CÓMO UTILIZA MI CUERPO LA GRASA COMO COMBUSTIBLE?

Hasta ahora hemos contado lo que hace nuestro cuerpo para almacenar los hidratos de carbono en forma de grasa cuando activamos la **lipogénesis**. Pero en este punto me gustaría que quedara muy claro cómo hará mi cuerpo para utilizar la grasa como combustible, en vez de utilizar la masa muscular con la correspondiente bajada de metabolismo basal. Uno de los factores importantes en mi bajada de peso será el funcionamiento de mi ciclo de Krebs.

«El ciclo de Krebs es nuestra "caldera para quemar grasa", y de su buen funcionamiento dependerá la utilización de la grasa como combustible.»

El ciclo de Krebs, «nuestra caldera para quemar grasa», se compone de un conjunto de reacciones complejas, a través de las cuales la grasa que tengo almacenada en mis adipocitos será utilizada para obtener energía. Esta energía garantizará el buen funcionamiento de todos mis órganos. El ciclo se activará para utilizar la grasa como combustible cuando los niveles de glucosa almacenada en mi hígado y en mi músculo en forma de glucógeno se vean disminuidos. Es decir, cuando mi cuerpo no pueda utilizar el glucógeno como fuente de energía, tendrá que empezar a movilizar la grasa almacenada, y eso me hará adelgazar sin efecto rebote.

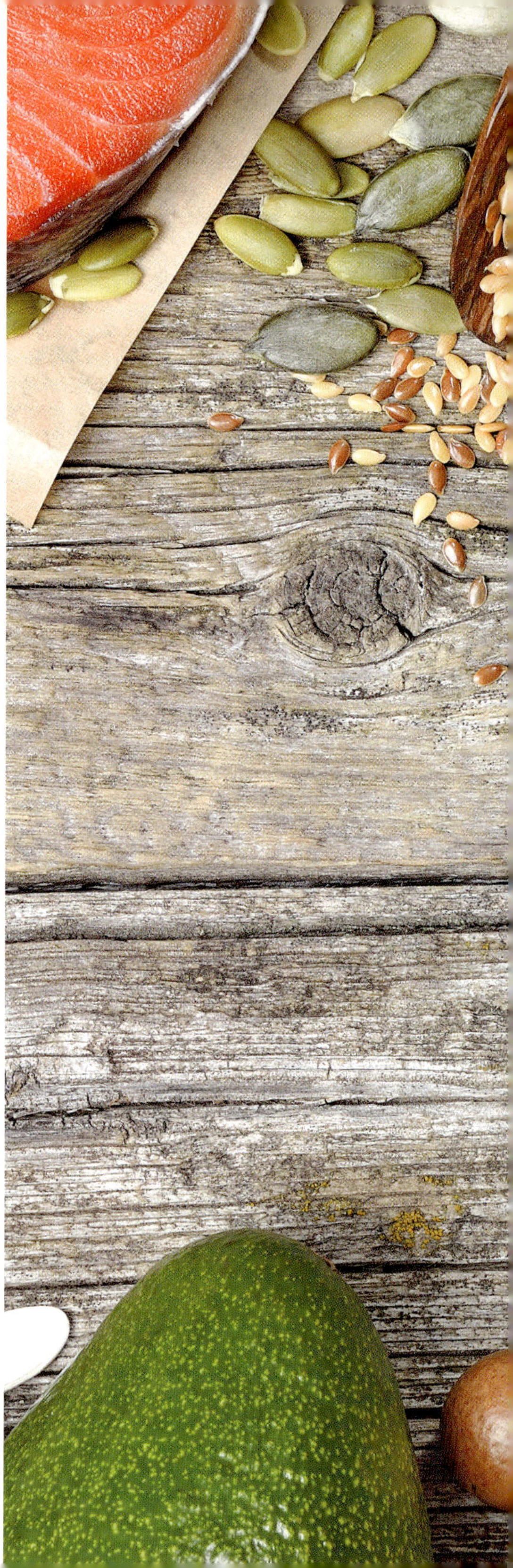

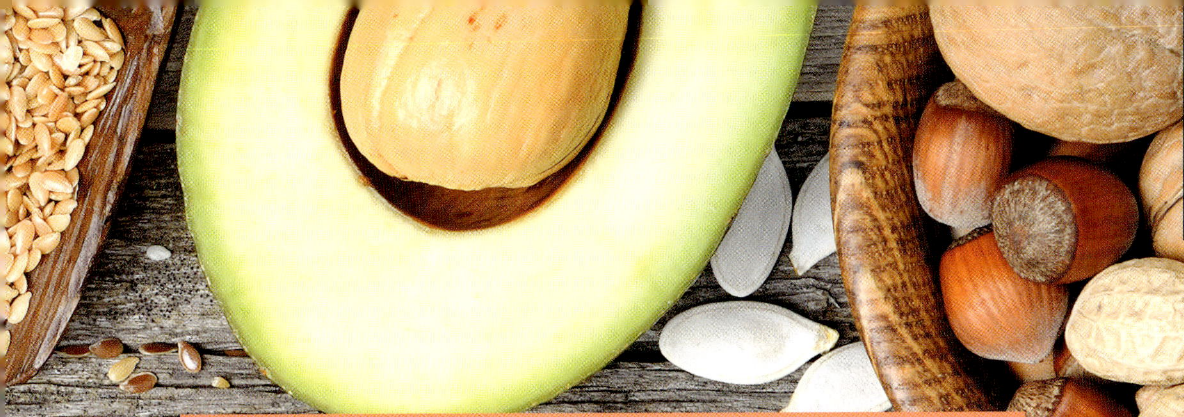

La degradación de los ácidos grasos comienza por una reacción química que se llama «beta-oxidación» dando un compuesto llamado acetil-CoA. Esta molécula de acetil-CoA entrará en el ciclo de Krebs produciendo 10 moléculas de ATP (trifosfato de adenosina), nucleótido fundamental en la obtención de energía celular.

Está energía será utilizada por los distintos órganos. Dependiendo de la capacidad que tenga mi cuerpo para utilizar la grasa almacenada, tendremos mejores resultados.

Recordemos que cuando los niveles de cortisol (hormona del estrés) están muy elevados, el cuerpo utiliza la masa muscular como combustible, con la consecuente bajada de metabolismo basal. Esto ya lo vimos con el ejemplo del conejito en el capítulo *Aprende a comer aquí y ahora*.

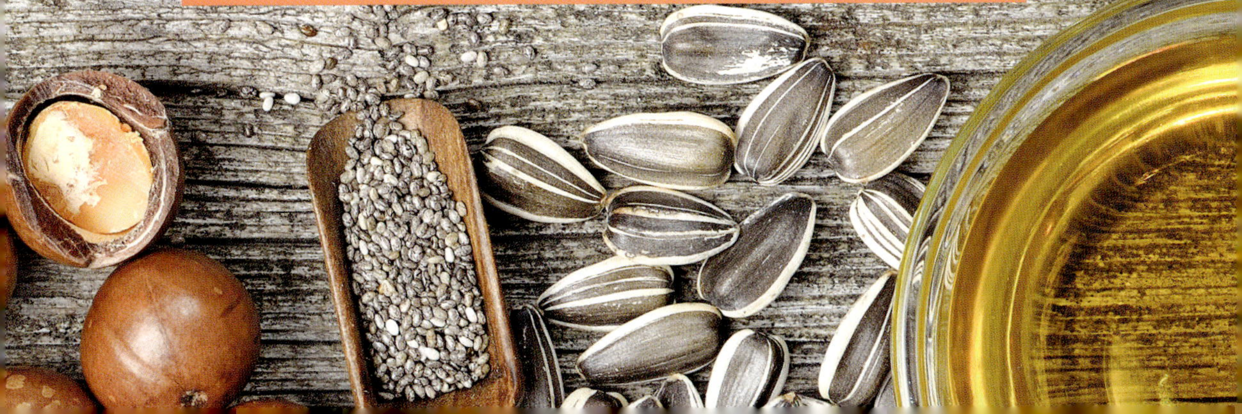

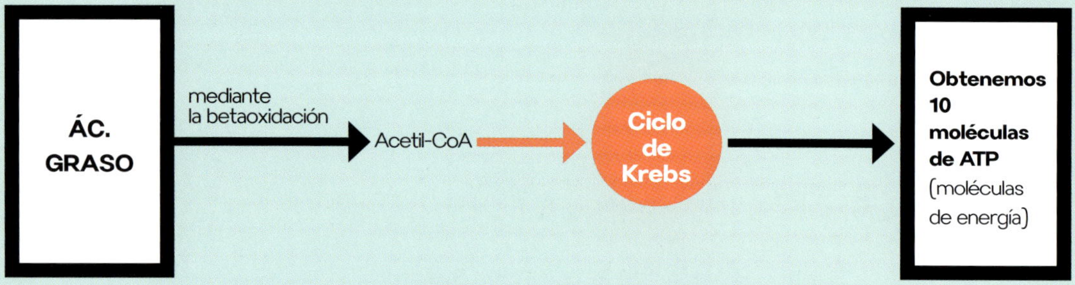

EL PELIGRO DE LAS DIETAS CETOGÉNICAS

Cuando se produce un nivel de acetil-CoA superior al que puede ser utilizado por el ciclo de Krebs, el acetil-CoA es utilizado también para la síntesis de cuerpos cetónicos. Los cuerpos cetónicos son moléculas que se eliminan por la orina y por exhalación dando un olor característico. Este es el fundamento de las dietas cetogénicas (de las que ya hemos hablado en el capítulo *Es fácil evitar el efecto rebote)* que tanto se han puesto de moda en los últimos años y que me gustaría volver a mencionar en este punto. En la mayoría de los casos suelen ir acompañadas de un efecto rebote importante. En estas dietas la fase de bajada se hace mediante sustitutivos ricos en proteína y bajos en hidratos y grasas. Los primeros días, hasta que la persona entra en lo que se llama «cetosis» (producción de cuerpos cetónicos), hay gente que se encuentra muy debilitada, apareciendo calambres e incluso vómitos. Siempre deberán llevarse bajo una supervisión muy estricta con analíticas periódicas y con una suplementación de ácidos grasos omega 3, calcio, potasio, etc. Y, por supuesto, no están indicadas para personas con algunas patologías.

Son dietas muy restrictivas en las que nunca se podrá hacer una excepción tomando algún alimento que contenga una cantidad de hidrato un poco elevada porque cesaría la formación de cuerpos cetónicos y eso obligaría a volver a pasar por las primeras etapas.

Además, existe otro inconveniente y es que con estas dietas es difícil adquirir hábitos saludables, ya que la fase de adelgazamiento se hace con sustitutos de comida. Cuando deje la fase de adelgazamiento y vuelva a mi vida normal, si no he cambiado los malos hábitos que me llevaron a tener ese sobrepeso, volveré a engordar.

¡Nos vamos a la compra!

LA LISTA DE LA COMPRA

Una parte muy importante a la hora de empezar nuestro cambio es tener a mano todos los alimentos necesarios para empezar ese cambio.

Yo os recomiendo que al principio, a no ser que tengáis una fuerza de voluntad de hierro, intentéis evitar las tentaciones. Regalad todos aquellos alimentos que no podréis consumir para evitar la tentación.

Os recomiendo que os hagáis una lista de la compra para poder tener en casa los alimentos necesarios para toda la semana, así no habrá excusas para consumir algún alimento no recomendable.

Para aquellos que coméis en casa o que os lleváis la comida al trabajo: dedicad un rato a elaborar un menú semanal, os ahorrará mucho tiempo a lo largo de la semana.

Los que coméis fuera de casa todos los días no entréis en pánico, aprenderemos a elegir qué pedir en un restaurante.

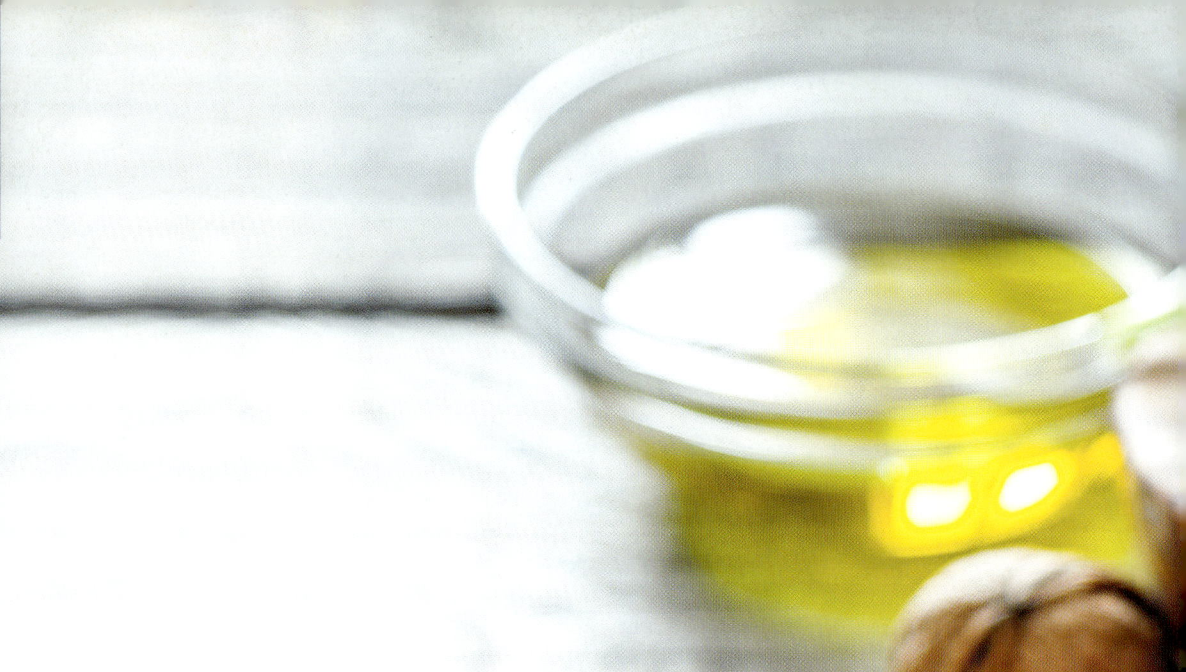

UN POCO DE PREVISIÓN

A mí, como madre que soy de un niño en edad escolar, y que trabaja muchas horas al día fuera de casa, me resulta de gran ayuda tener tres menús semanales que voy rotando.

Durante el fin de semana compro todo lo necesario para hacer el menú que he elegido y el día antes preparo los alimentos necesarios para el día siguiente, por si tengo que descongelarlos.

Es divertido sentarse toda la familia y elaborar un menú. Os ahorrará tiempo y os evitará consumir alimentos no recomendables por falta de previsión.

Nuestro menú incluirá como fuentes de proteína pescados, mariscos, carnes y embutidos bajos en grasa de calidad.

Llenaremos nuestra nevera de frutas, verduras, yogures, huevos, etc.

Creo que todos sabemos elegir alimentos frescos de calidad, pero ¿qué ocurre con los alimentos envasados?

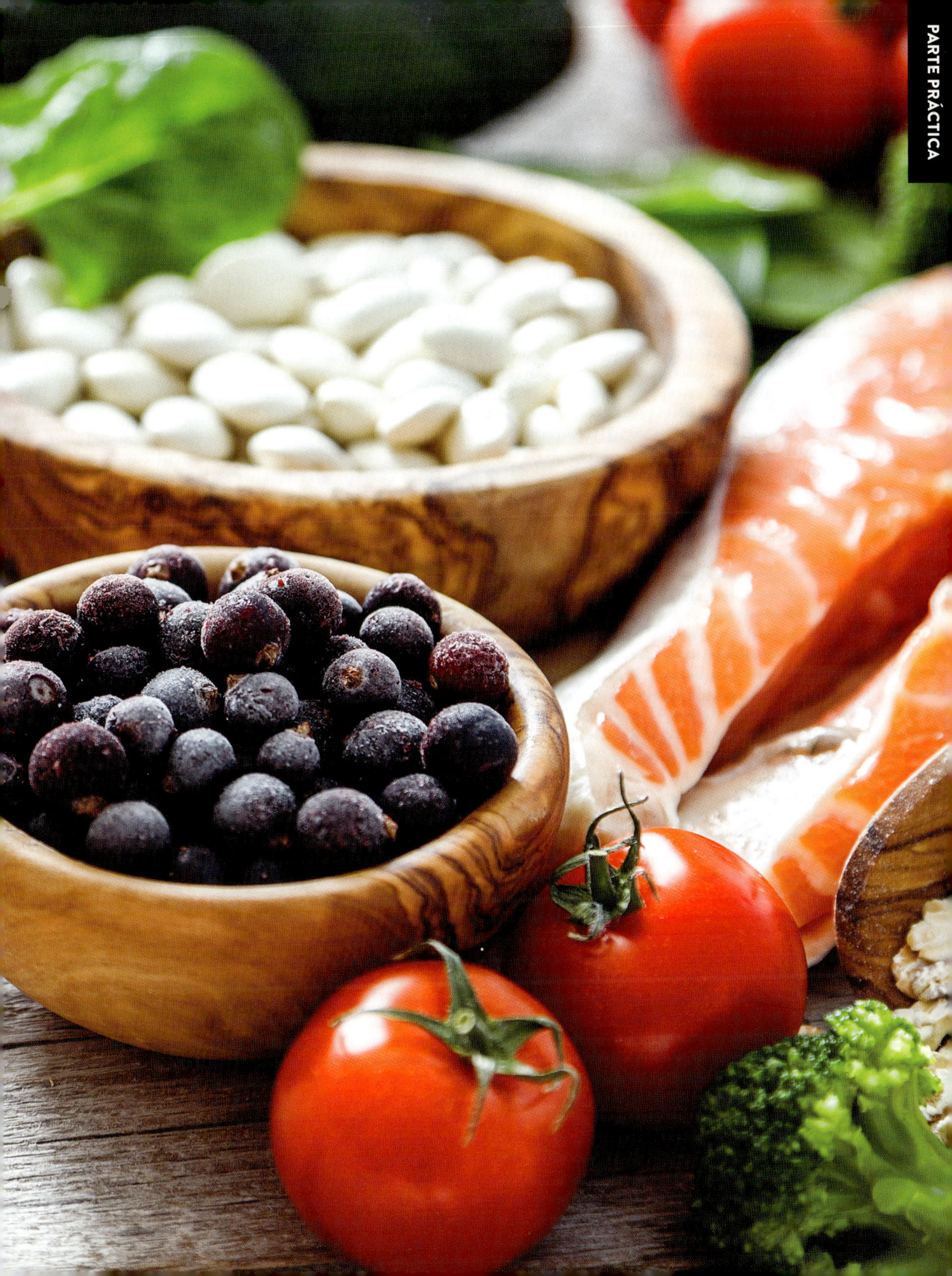

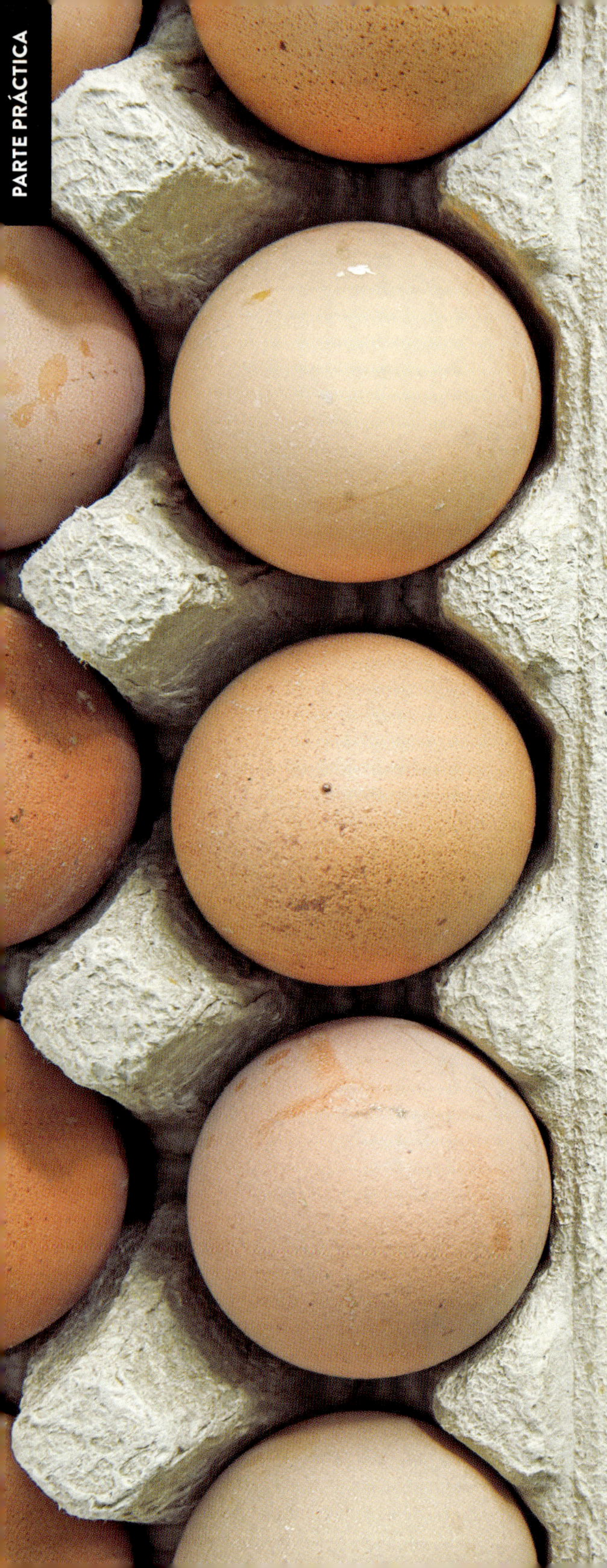

Datos nutritivos

Correspondientes a 1 huevo (50 g)

Cantidad por huevo		
Calorías	70 calorías de 40 grasas	
		% Valor diario*
Grasas totales	4,5 g	7 %
G. saturadas	1,5 g	8 %
G. trans	0 g	
Colesterol	215 mg	71 %
Sodio	65 mg	3 %
H. de carbono	Menos de 1 g	0 %
Proteínas	6 g	10 %

Vitamina A 6 % • Vitamina C 0 %

Calcio 2 % • Hierro 4 %

No hay fuente significante de fibra o azúcares dietéticos.

¿CÓMO LEER LAS ETIQUETAS EN EL SUPERMERCADO?

Es importante saber elegir los alimentos que vamos a introducir en nuestro cambio nutricional, y para ello tendremos que saber leer las etiquetas que nos vamos a encontrar en el supermercado.

Las etiquetas suelen detallar la composición nutricional, apareciendo siempre el alimento mayoritario en primer lugar. Además tenemos que fijarnos porque aparece la composición por 100 gramos de alimento y la composición por ración. Pongamos un ejemplo: si queremos leer correctamente la etiqueta de un yogur de 125 gramos tendremos que fijarnos en la composición por ración y no por 100 gramos, ya que la ración es un 25 por ciento mayor.

En las etiquetas deben aparecer obligatoriamente los siguientes nutrientes:

- Carbohidratos.
- Proteínas.
- Grasas totales.
- Grasas saturadas.
- Grasas trans.
- Fibra alimentaria.
- Sodio.

ALIMENTOS *LIGHT*

En el caso de los alimentos *light,* muchas veces no es «oro todo lo que reluce». Para que un alimento sea *light* en muchos casos le quitan el azúcar, pero, por desgracia, la mayoría de las veces esta se sustituye por edulcorantes artificiales que no son nada saludables si se toman en exceso y que si acumulamos muchos a lo largo del día, al final acaban metabolizándose en azúcar en su última fase de digestión y absorción.

Es muy común encontrar en los etiquetados: «sin azúcares añadidos», o «azúcar propia de la fruta», o «jarabe de glucosa», «de miel» o «de maíz», fructosa, maltodextrinas…, pues bien, aun así pueden contener azúcares.

Por ejemplo, en mermeladas o zumos, al ser alimentos dulces, claramente encontraremos azúcar, pero el problema vendrá cuando a estos se les añade el doble bajo mensajes como: azúcares a base de fruta concentrada.

¿QUÉ DIFERENCIA EXISTE ENTRE PRODUCTOS *LIGHT* Y *DIET*?

Si queremos saber diferenciar entre *light* y *diet*, debemos saber que los términos *diet* o dietético implican una modificación de la composición química del producto; por ejemplo, menor presencia de sal, lo que no significa que sea bajo en calorías. Sin embargo, un producto *light* quiere decir que tiene un 30 por ciento menos de calorías que el producto original o un 50 por ciento menos de grasa. Por otra parte, cuando tenemos una versión diet de un alimento, quiere decir que se ha modificado su composición química. Podemos encontrar alimentos *diet* a los cuales se les ha modificado, por ejemplo, la composición en sal que contienen, lo cual los haría más adecuados para personas hipertensas.

Para poder decir que tenemos una versión *light* de un alimento se tienen que cumplir ciertas condiciones:

- Tiene que existir la versión no *light* de ese alimento.
- Tiene que haber una reducción de un 30 por ciento de las kilocalorías o 50 por ciento menos de grasa en comparación con el mismo producto es su versión no *light*.
- En el etiquetado debe aparecer la reducción calórica que se ha producido en comparación con el alimento no *light*.

En la mayoría de los casos, para conseguir la misma versión de un alimento pero en formato *light* se reemplaza el azúcar por edulcorantes y las grasas por sustitutivos químicos. El consumo excesivo de edulcorantes no es muy recomendable para nuestra salud, lo ideal sería reducir el consumo de azúcares y no abusar de edulcorantes artificiales.

En las etiquetas podemos encontrar otros rótulos como:

0 % DE MATERIA GRASA: este alimento se encontrará totalmente libre de grasa. Eliminar las grasas por completo de nuestra dieta también nos podrá acarrear problemas. Uno de ellos es que las grasas son necesarias para la absorción de las vitaminas A, D, E y K. Estas vitaminas son las llamadas liposolubles, que se pueden disolver en grasas y aceites.

SIN AZÚCARES AÑADIDOS: que no tenga azúcares añadidos no quiere decir que este alimento no tenga azúcares propios; si contiene, por ejemplo, frutas, puede estar lleno de edulcorantes.

Si este alimento se encuentra elaborado a partir de cereales, podemos encontrar en el envase que no tiene azúcares añadidos, pero cuando leemos la etiqueta de su composición nutricional nos daremos cuenta de que la proporción de azúcares es muy elevada. Lo que ha ocurrido es que a estos cereales es verdad que no se les ha añadido azúcar como tal, pero han sido sometidos a un proceso de dextrinación por el cual las moléculas de almidón se rompen en moléculas hidratos de carbono más sencillas, dando como producto final moléculas de glucosa.

OS CONTESTARÉ A ALGUNAS PREGUNTAS QUE POSIBLEMENTE OS ESTÉN RONDANDO POR LA CABEZA.

¿CONSUMIENDO SOLO PRODUCTOS *LIGHT* ADELGAZARÉ?

Mucho cuidado de los productos *light*, porque un alimento sea *light* no puedo comerlo a todas horas y la cantidad que yo quiera. ¿Cuántas veces os habéis comido en vez de una galleta dos o tres porque ponía en el envase que era sin azúcar o *light*? Y ahora yo os preguntaré: ¿y las grasas que tiene esa galleta? ¿Y los edulcorantes?

El hecho de que un alimento sea *light* no quiere decir que lo pueda tomar sin poner limitación. Por ejemplo, una leche condensada, unas patatas fritas, unas galletas o una nata, productos que podemos encontrar en el mercado en su versión «ligera», siguen siendo productos muy energéticos, con muchas calorías.

Además, los productos *light* llevan en la mayoría de los casos un aumento de precio considerable.

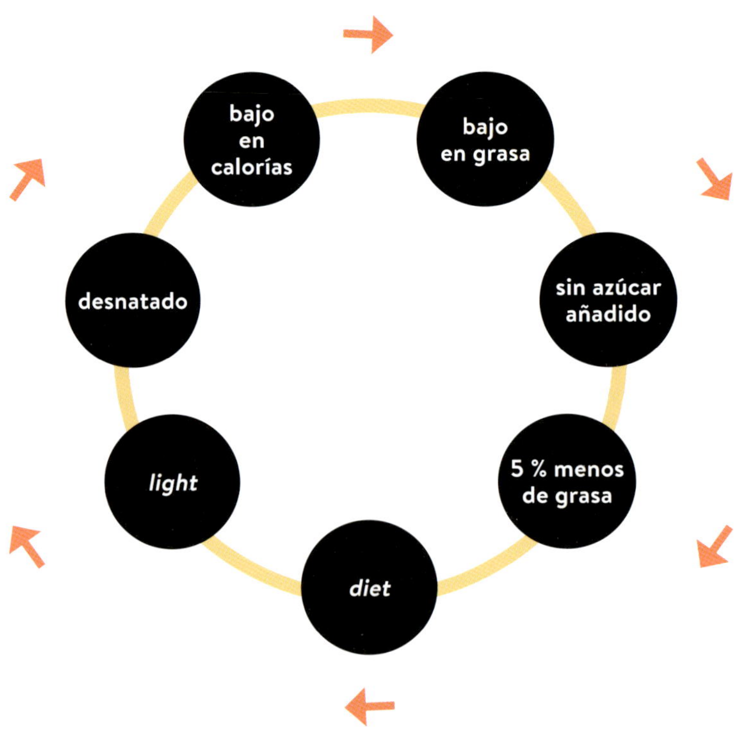

«Que un producto sea *light* no significa que no sea calórico y que puedo tomarlo sin ningún control.»

¿CÓMO PUEDO REDUCIR EL AZÚCAR QUE AÑADO AL CAFÉ?

Una buena alternativa para reducir el azúcar es sustituirlo por especias como canela, que resaltará el sabor natural de ese alimento.

¿TENDRÉ QUE PESAR LOS ALIMENTOS?

Por supuesto que no. Tendré que consumir cantidades lógicas. Es verdad que cuando empezamos una dieta siempre tenemos miedo a pasar hambre y puede ser que los primeros días me ponga unas raciones más generosas. Según avanzan los días, me daré cuenta de que no paso hambre, ya que comeré cada 3-4 horas y reduciré un poco las raciones. No quiero ni imaginarme lo aburrido que debe de ser tener que pesar todos los alimentos que consumo, y en algunos casos, imposible.

Si como fuera de casa todos los días, ¿cómo haré para pesar los alimentos? Veámoslo:

ALGUNOS EJEMPLOS DE RACIONES «NORMALES» SI VOY A COMER DE MENÚ:

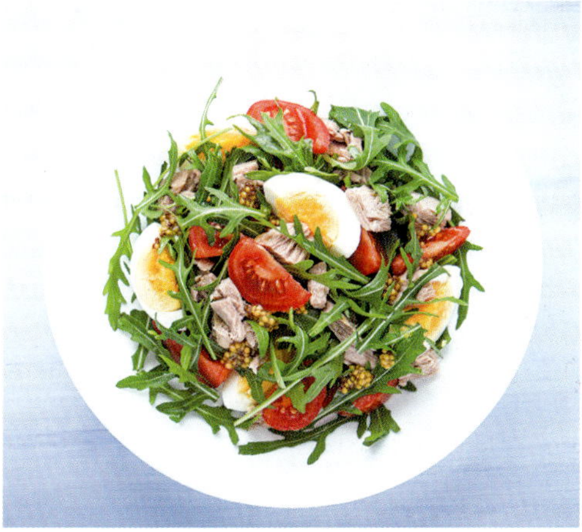

De primero: ensalada mixta, un plato de verdura, parrillada de verduras, revuelto de setas, ajetes, etc.

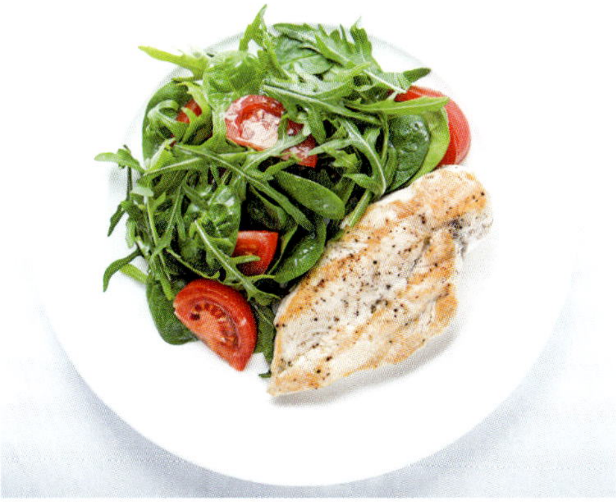

De segundo: una carne baja en grasa (pollo, pavo o conejo) o un pescado con una pequeña guarnición de verduras.

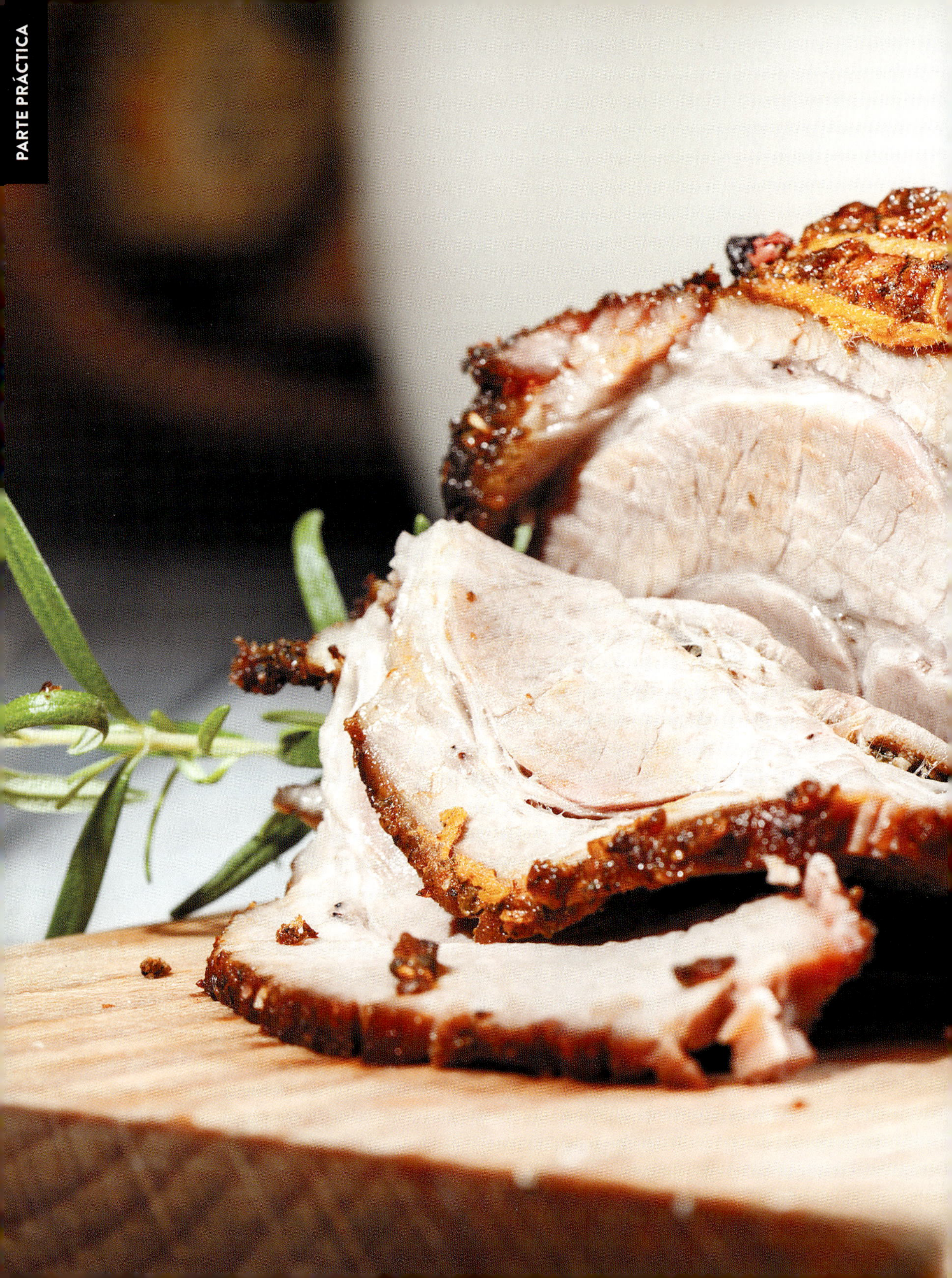

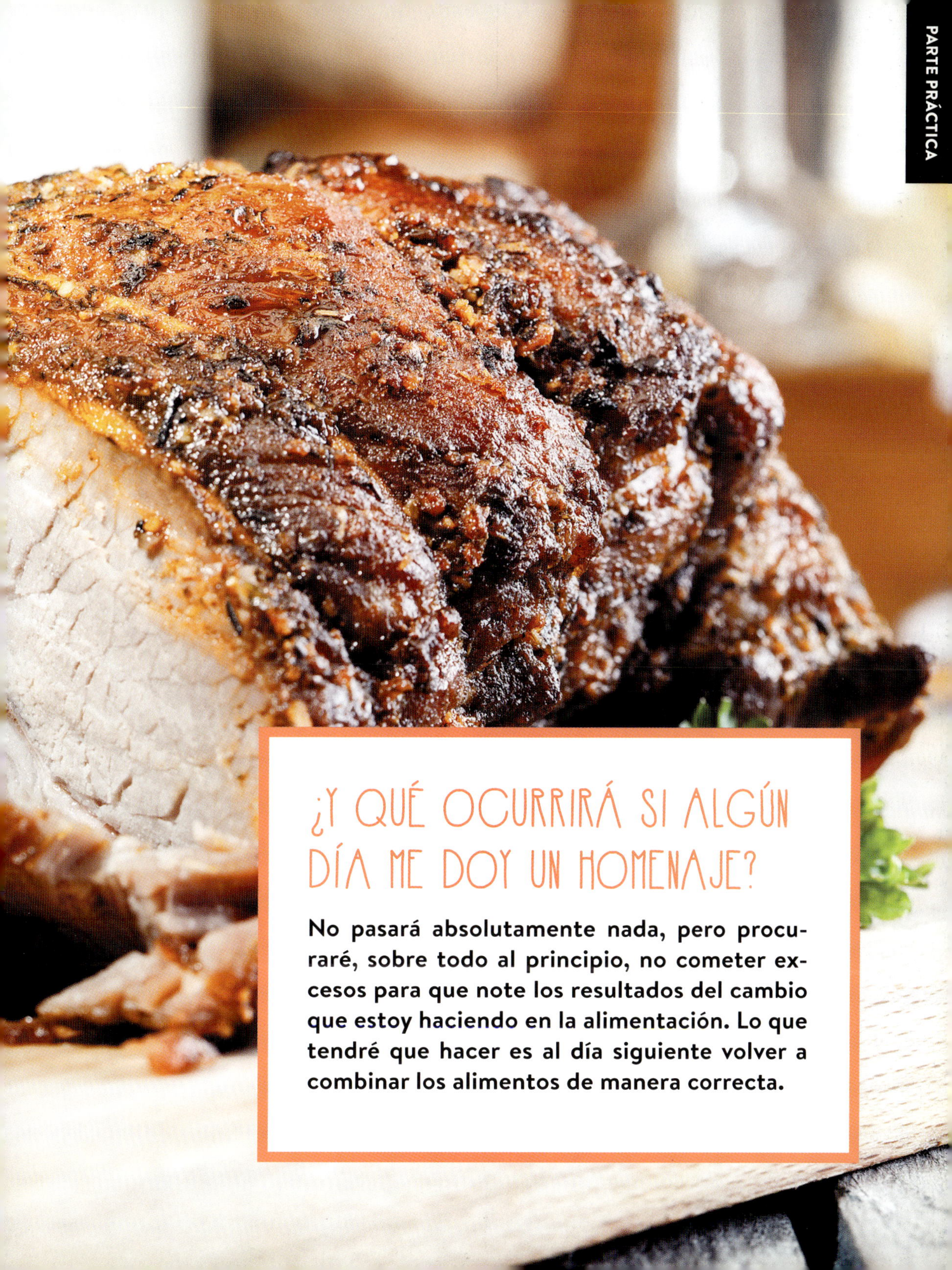

¿Y QUÉ OCURRIRÁ SI ALGÚN DÍA ME DOY UN HOMENAJE?

No pasará absolutamente nada, pero procuraré, sobre todo al principio, no cometer excesos para que note los resultados del cambio que estoy haciendo en la alimentación. Lo que tendré que hacer es al día siguiente volver a combinar los alimentos de manera correcta.

¿TENDRÉ QUE RENUNCIAR POR COMPLETO AL DULCE?

Aquí podríamos diferenciar entre dos tipos de dulce (estamos pensando en bizcochos, pasteles, galletas, etc.), porque no todos los dulces son iguales: pueden estar elaborados con ingredientes de calidad, como puede ser el aceite de oliva, o pueden contener gran cantidad de grasas saturadas, aditivos, colorantes y conservantes, como la bollería altamente procesada.

Los dulces, aunque algunos estén elaborados con proteínas como el huevo, siempre llevan una porción muy grande de hidratos de carbono y tendremos mucha precaución a la hora de consumirlos, sobre todo al principio, y, por supuesto, si algún día voy a consumir alguno siempre intentaré que sea de buena calidad.

El mejor momento para tomar los alimentos dulces es por la tarde, a la hora de la merienda, cuando nuestro cuerpo secreta un neurotransmisor que se conoce como serotonina. La serotonina es una hormona que interviene en muchos procesos como la regulación del sueño, la necesidad de consumir hidratos de carbono, y está muy relacionada con nuestros estados de ánimo, etc.

Se la conoce como la hormona de la «felicidad y del placer». Al tomar el dulce por la tarde ayudaremos a que se produzca una elevación de dicha hormona. La serotonina es la precursora de la melatonina, una hormona que se encarga de regular los ciclos del sueño.

Si me tomo un dulce, que siempre esté elaborado con ingredientes de primera calidad, y mejor por la tarde para elevar la serotonina.

¿POR QUÉ NOS APETECE COMER DULCE?

Muchas personas tienen muchas ganas de comer dulce todas las tardes y en muchos casos se debe a la bajada de esta hormona. Las bajadas de serotonina se suelen producir por diversas causas:

- **EDAD:** según nos vamos haciendo mayores, la capacidad para sintetizar serotonina se ve disminuida.
- **ESTRÉS:** los niveles de estrés elevados disminuyen el nivel de serotonina cerebral.
- **DIETAS BAJAS EN PROTEÍNA:** la serotonina se sintetiza en nuestro organismo a partir de triptófano (un aminoácido esencial de los que mi cuerpo no puede fabricar) que encontramos en las proteínas tanto animales como vegetales.

Una alimentación con un buen aporte de triptófano puede paliar estas ganas de comer dulce por la tarde.

En la mayoría de los casos una alimentación basada en control de insulina y con un buen aporte de triptófano mediante la proteína atenúa las ganas de comer dulce por la tarde.

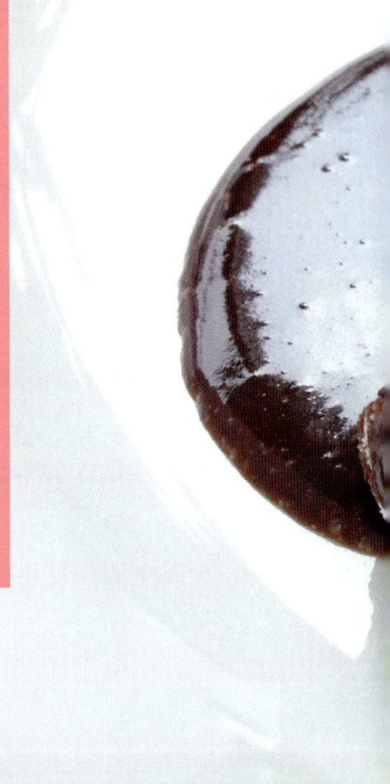

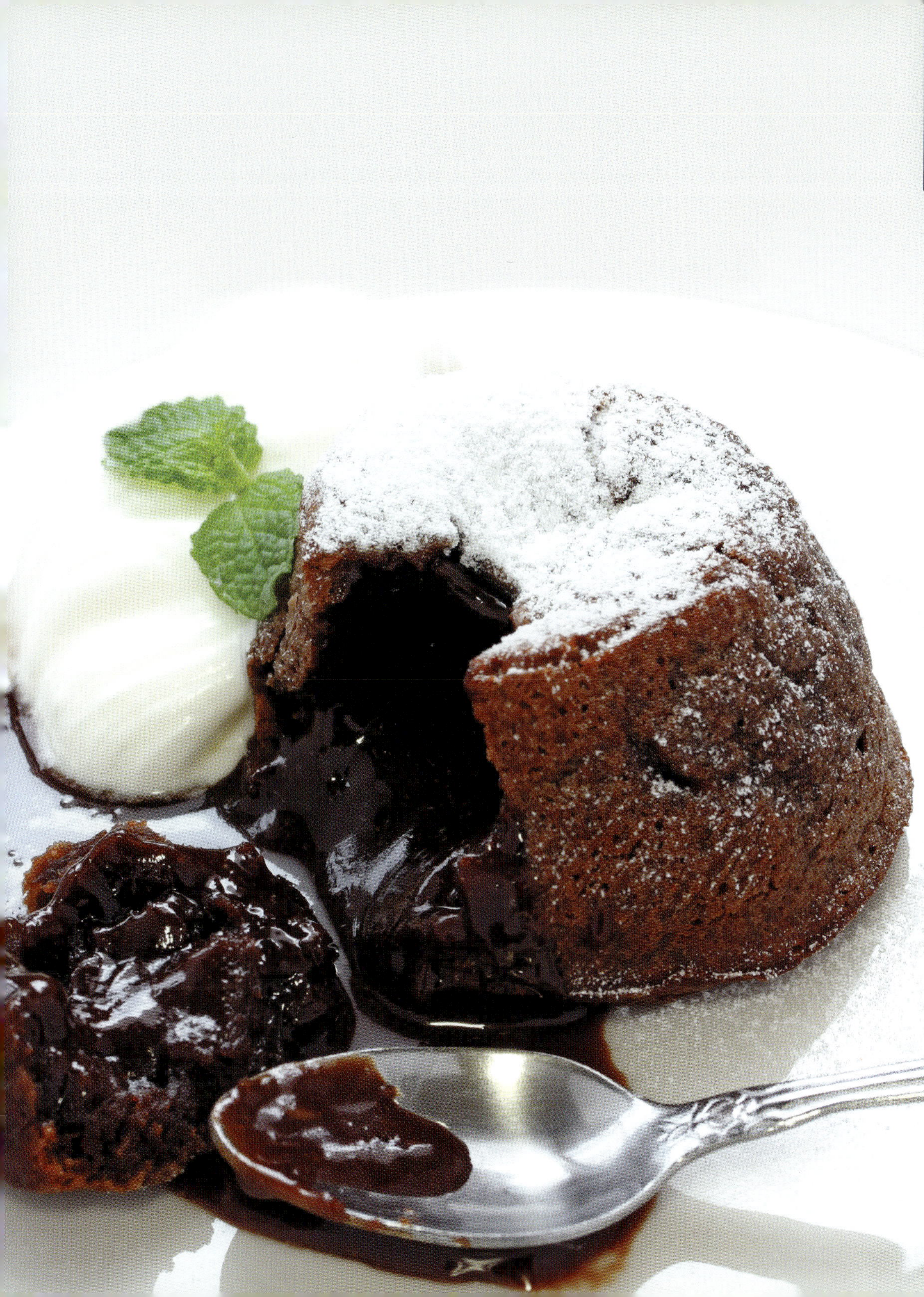

Hablemos de los lácteos

¿SON TAN MALOS COMO SE DICE? ¿SON TODOS IGUALES?

Es verdad que somos los únicos mamíferos que tomamos leche después de la lactancia materna, pero esto no tiene por qué ser malo.

Los lácteos no son imprescindibles en nuestra alimentación. Aunque actualmente se piensa que son la principal fuente de calcio de nuestra dieta, también podemos absorber calcio de otros alimentos, como frutas y verduras.

Los lácteos son alimentos que consideraremos mixtos porque llevan hidratos, proteínas y grasas, si no son desnatados.

Podemos encontrar lácteos muy ricos en grasas, como la mayoría de los quesos, yogures griegos, etc., que nos aportarán muchas kilocalorías.

Los quesos deberán tomarse siempre con moderación, porque tienen mucha grasa y bastante sal. Podemos encontrar quesos en el mercado con un porcentaje de grasa superior al 50 por ciento.

Sin embargo, podremos tomar un yogur bajo en grasa o un vaso de leche baja en grasa a media mañana o a media tarde sin correr el riesgo de que suframos un pico de insulina.

Cada vez hay más gente que está utilizando bebidas de soja, avena o arroz como sustitutivo de la leche de vaca. Es una buena opción para aquellas personas que no toleran bien la lactosa o no quieren tomar leche de vaca. Pero tenemos que tener precaución con los azúcares añadidos que tienen algunas de estas bebidas.

Mucho cuidado con los alimentos que encontramos en el supermercado bajo el nombre de «postres lácteos». Algunos contienen una proporción muy alta de hidratos de carbono, muchos en forma de azúcares, muy poca de proteína y muchas grasas.

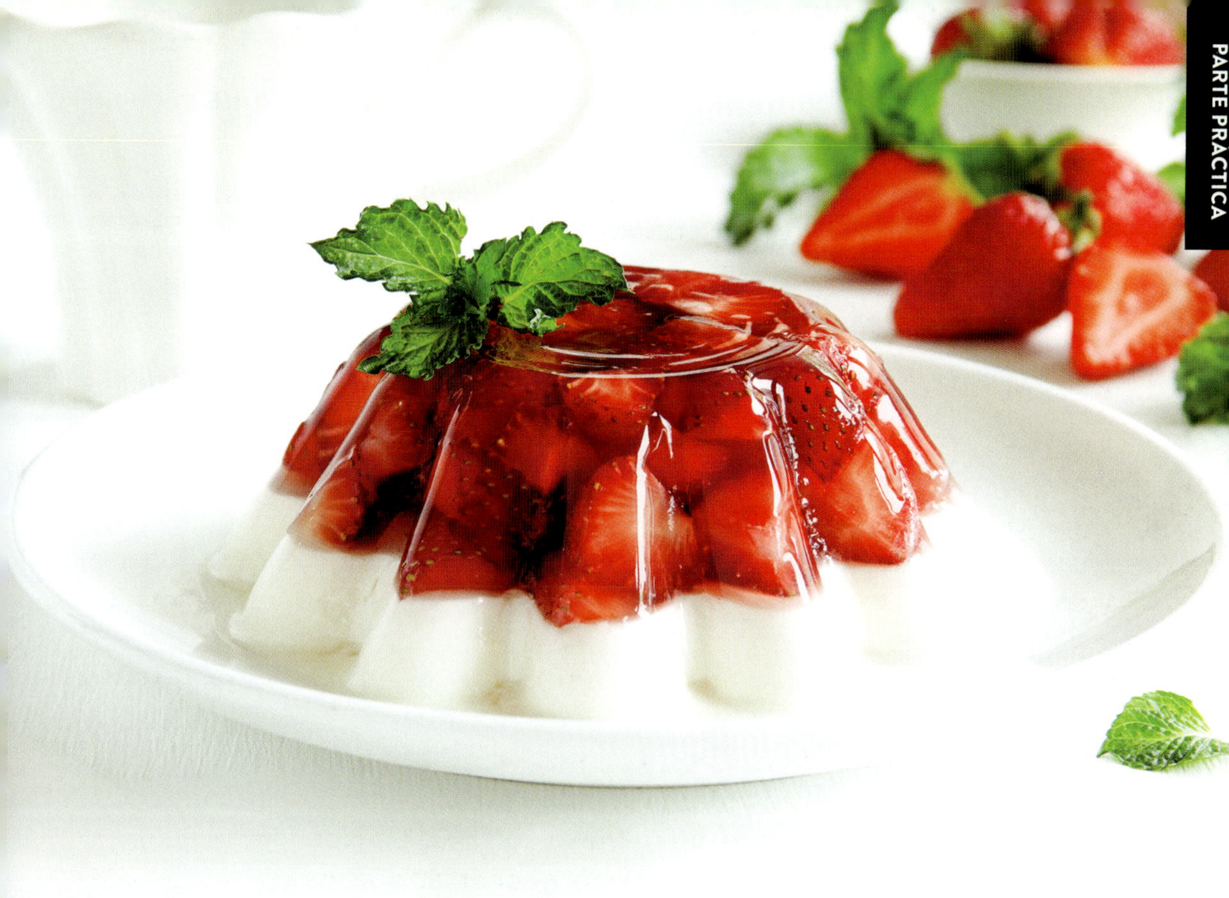

¿Y LAS GELATINAS?

Las gelatinas son una buena fuente de proteínas, pero no todos los postres gelatinados que encontramos en los supermercados tienen proteína.
Si queremos elegir una gelatina como fuente de proteína, tendremos que mirar bien las etiquetas. En el envase tiene que aparecer siempre la palabra «gelatina», y en la composición tendremos que ver que la proporción de hidratos de carbono sea baja frente a la de proteínas que nos aporta.

¿Cuándo hacemos picos de insulina?

¿Es buena idea pasar toda la mañana sin comer nada?

¿Qué engorda más, el vino o la cerveza?

¿Es recomendable dejar de comer pasta, legumbres, arroz y patatas?

¿Cómo se relaciona la menopausia con el aumento de peso?

¿Por qué tengo celulitis si no tengo sobrepeso?

Adelgaza para siempre: menús para todos los días

Casos de estudio

PODEMOS DIVIDIR EL PROCESO DE ADELGAZAMIENTO EN VARIAS FASES, TODAS IGUAL DE IMPORTANTES

FASES DE BAJADA DE PESO

- Estabilización de nuestra curva de insulina.
- Pequeños picos de insulina controlados.

Una buena manera de empezar es analizar lo que comemos a lo largo del día. Os propongo que hagáis el siguiente ejercicio.

Escribid en una hoja de papel lo que coméis a lo largo de un día, anotando las horas a las que hacéis las ingestas.

Cada vez que tomemos solo hidratos de carbono, «todo lo que nace de la tierra», haremos un pico de insulina. Y cada vez que pasemos más de tres horas sin comer nos convertiremos en «un conejito» y estaremos utilizando mayoritariamente la masa muscular como combustible (véase página 155). Me diréis que no todos los días son iguales, pero seguro que hay patrones que se repiten a lo largo de la semana. De todas maneras, yo os invito a que pongáis los días en los que lo hacéis peor para que luego veamos mejor dónde cometemos fallos.

Pondremos algunos ejemplos y seguro que os identificáis total o parcialmente con alguno de ellos.

MANTENIMIENTO

- Mantenimiento 1

Introducción de alimentos de carga glucémica alta.

- Mantenimiento 2

¿Qué hago si un día me lo salto? ¿Y si me lo salto más de un día?

♂ Caso 1 | Hombre de 46 años

Edad 46 | **Altura** 170 cm | **% de grasa** 26,5 | **IMC** 30,3 | **Metabolismo basal** 1891 kcal

Fernando es un directivo de una empresa que tiene muchos viajes, reuniones de trabajo y comidas con clientes. Tiene 46 años, mide 170 centímetros y pesa 87,7 kilos. Su porcentaje de grasa es de 26,5.

SUS SEMANAS SE PODRÍAN DIVIDIR EN DOS TIPOS DE DÍAS

LOS DÍAS QUE VIAJA

Estos días se despierta muy temprano, a veces desayuna solo un café cortado o nada. A lo largo de la mañana se mantiene en pie a base de cafés solos, a los cuales añade un sobre de azúcar. A mediodía siempre tiene una comida de trabajo en la que empieza con los entrantes, el pan (que casi se ha comido cuando llega el plato principal) y el vino. Los platos suelen estar elaborados con alimentos de buena calidad, pero las raciones casi siempre son demasiado grandes. Todo esto regado con el mejor vino. Termina con café, al que añade azúcar, y un postre.

Después de esta comida de trabajo tendrá que seguir haciendo gestiones hasta la hora de coger un avión, si regresa ese mismo día a casa, o volver a salir a cenar para seguir trabajando. Por supuesto, no tomará nada para merendar. Cuando llegue a casa, si regresa ese mismo día, estará tan cansado que cenará mal lo primero que encuentre: probablemente queso, pan, embutido, etc.

LOS DÍAS QUE NO VIAJA Y SE QUEDA EN LA OFICINA

Son algo más ordenados. Desayuna en casa un café cortado y azúcar con una rebanada de pan de molde blanco con tomate. Con este desayuno pretende mantenerse activo a lo largo de la mañana. Como no es suficiente, consume varios cafés con azúcar. A mediodía suele tener una comida de trabajo o come mal en la oficina algo que le traen (un sándwich, ensalada, etc.). Si algún día tiene tiempo, baja a comer a un restaurante cerca de la oficina, donde puede elegir distintos platos de un menú. Los jueves, si hay paella (casi sin tropezones), no se la pierde, no toma segundo porque después de un arroz no le entra nada más. Cuando sale de trabajar a eso de las siete, sin haber merendado nada, se marcha al gimnasio, donde alterna ejercicios de cardio y de musculación con pesas. Cuando llega a casa alrededor de las nueve de la noche está exhausto, agotado física e intelectualmente. Suele cenar casi siempre algún resto de comida del mediodía de sus hijos adolescentes. Unas veces, verdura con proteínas (las menos), pero otras muchas, restos de algún guiso, por ejemplo, lasaña o macarrones con chorizo y tomate. Otros días, si no hay nada preparado, picotea queso, embutido rico en grasa (chorizo, salchichón), ensalada, pan, y se toma una cerveza…

¡Es su momento de relax!

A pesar de ser joven, sus analíticas ya tienen marcadores que nos indican que las cosas no se están haciendo bien. Tiene grasa claramente visible en la zona abdominal y en los resultados de los análisis ya aparecen signos de colesterinemia debido a un LDL y TG muy incrementados.

ANALICEMOS LO QUE HACE FERNANDO

1. Se despierta después de más de 8 horas de ayuno y hay días en los que solo toma un café cortado con azúcar. Necesita esa dosis de cafeína y de azúcar para poder empezar el día. Hace un pequeño pico de insulina debido al azúcar que penetrará en su torrente sanguíneo rápidamente.

2. A lo largo de la mañana hará pequeños picos de insulina debidos a esos cafés que se toma cada dos horas. La cafeína y el azúcar le mantienen en una continua montaña rusa.

3. A la hora de la comida, cuando tiene una comida de trabajo con un cliente, toma platos elaborados con buenos ingredientes, pero mucha más grasa de la que debería ingerir. Todo esto regado con vino (hidrato de carbono líquido), pan blanco y un postre dulce. La cantidad de hidrato de carbono es muy alta frente a la proteína que consume, por lo que hace otro pico de insulina. El día de la paella casi sin proteína estará produciendo un gran pico de insulina y, si le preguntamos qué tal pasó la tarde, nos contará que ese día le costó muchísimo volver de nuevo a concentrarse en la oficina, al igual que los días que tomó poca proteína, postre, pan, vino y quizás una copa de licor después de comer. Sobre los días que come un sándwich de la máquina creo que no hace falta que hagamos ningún comentario.

4. Los días en que va al gimnasio no toma nada antes de hacer deporte y «será un conejito corriendo sobre una cinta». Utilizará parte de su masa muscular para conseguir energía y le bajará su metabolismo basal. Si queremos bajar grasa y que nuestro cuerpo no utilice la masa muscular como combustible, tendremos que tomar una porción de alimentos equilibrada en hidratos de carbono y proteína antes de hacer deporte.

5. Las cenas algunos días son más ordenadas, pues toma hidratos y proteínas, pero no tenemos que dejar de lado las cenas a base de restos de macarrones o lasaña. Sin olvidarnos del vino, el queso y el embutido rico en grasa.

6 h Despertar
8 h Café
10 h Café
12 h Café
15 h Comida de negocios con pan y vino
19 h Gimnasio
21 h Cena (macarrones, vino, queso)

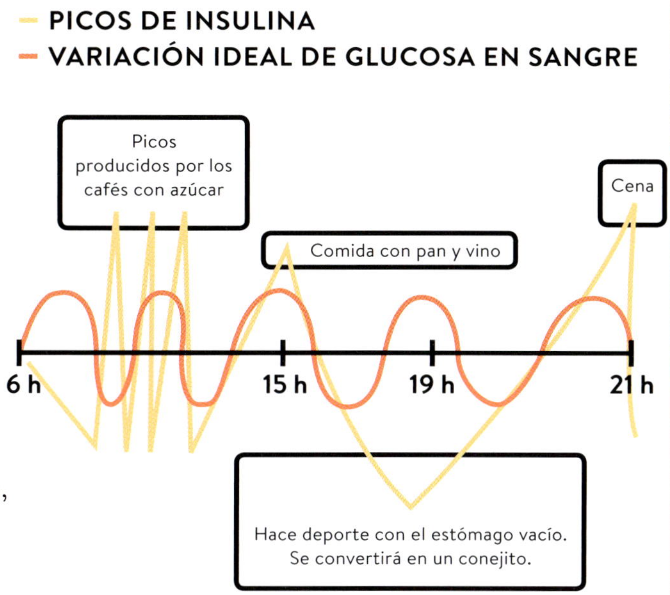

QUÉ HACE MAL

- No ingiere ningún alimento a media mañana salvo los cafés con azúcar que le ayudan a superar la mañana.
- Las comidas suelen ser demasiado copiosas.
- Se salta la merienda.
- Cena desordenadamente.

♂ Caso 2 | Hombre de 35 años

Edad 35 | **Altura** 184 cm | **% de grasa** 22,6 | **IMC** 28 | **Metabolismo basal** 2170 kcal

Quique trabaja como ejecutivo de cuentas en una agencia de publicidad. Tiene 35 años, pesa 94,9 kilos y mide 184 centímetros. Su porcentaje de grasa es de 22,6.

Le gusta hacer deporte e intenta ser lo más disciplinado posible.

Hace deporte casi todos los días. Unos días lo hace por la mañana nada más levantarse a las 8 horas y en ayunas o bien aprovecha la hora de la comida para acercarse a un gimnasio que tiene al lado del trabajo.

Su desayuno la mayoría de los días es un café con leche semidesnatada y lo que encuentra por casa: galletas de desayuno, cereales, pan de molde o incluso nada si se despierta con la hora muy justa. Los fines de semana la cosa cambia, se despierta más tarde y se prepara un buen zumo de naranja de, al menos, 3 piezas de fruta y toma tostadas, con mermelada o con tomate y generoso aceite de oliva.

A media mañana nunca suele comer nada, pero, cuando se acuerda, baja a tomar un café de la máquina, solo con azúcar, y un plátano.

Los días en que va al gimnasio durante la hora de la comida, a las 14 horas, no come nada antes porque así «quema más grasa». Cuando termina, sobre las 15:30, come algo rápido en la cafetería del trabajo. Cuando llega el invierno no perdona un buen plato de legumbre, normalmente lentejas, y ese día no toma nada de segundo, solo una fruta de postre. Los días en que no va al gimnasio, come alrededor de las 14:30 en la cafetería del trabajo. No suele elegir nunca verdura de primero porque no le gusta nada, excepto si hay guisantes con jamón (pero ignora que los guisantes son una legumbre, no una verdura). Se decanta casi siempre por lasaña, macarrones, arroz a la cubana, etc., y completa su menú con una carne o un pescado, por lo general rebozado o empanado, con guarnición de patatas fritas.

No suele tomar pan ni vino durante la comida y casi nunca cae en la tentación de los postres dulces que le ofrecen. Prefiere tomar una café con hielo y azúcar. Pero si hay macedonia de frutas con zumo de naranja no se la pierde.

Por la tarde no suele tomar nada, a no ser que tenga una carga de trabajo muy grande, esos días suele terminar bajando a la máquina de *vending* a comprar una chocolatina para poder «aguantar toda la tarde».

Vive con su novia y cuando llegan a casa no suelen hacer cena. Picotean queso, patatas fritas de bolsa, un sándwich mixto o algo de embutido y un par de cervezas. Si están muy cansados, encargan algo de comida que les puedan llevar a casa, como pizza, comida mexicana, sushi, hamburguesas, etc.

Los fines de semana casi siempre comen y cenan fuera. Los domingos quedan con los amigos para el aperitivo y pierden la cuenta del número de botellines que se pueden tomar con algo de picoteo.

8 h	Sale a correr
9 h	Desayuno: leche con cereales
12 h	Café + manzana
15 h	Lentejas + fruta
18 h	Chocolatina
21:30 h	Queso, sándwich mixto, patatas fritas, cerveza

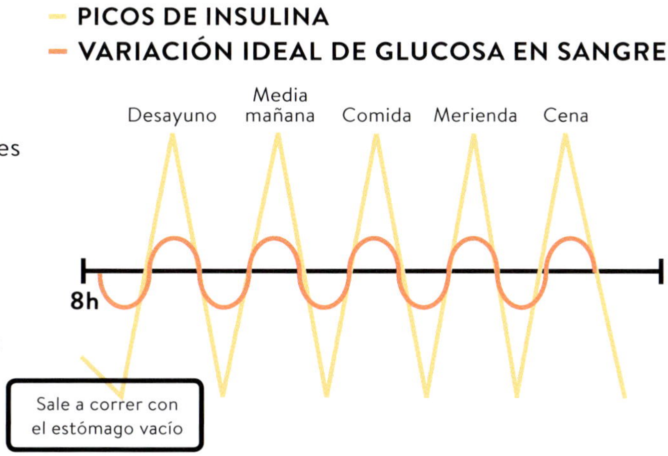

ANALICEMOS LO QUE HACE QUIQUE

1. Sale a correr con el estómago vacío. El entrenamiento en ayunas es apto solo para personas que hacen mucho deporte, que tienen como objetivo conseguir adaptaciones positivas en su resistencia a situaciones extremas, pero nunca buscando una pérdida mayor de grasa. Esta práctica nunca resulta apropiada para principiantes o para personas que van a hacer un entrenamiento de larga duración. Es cierto que antes de salir a correr no vamos a tomar un gran desayuno, pero sí deberíamos ingerir una pequeña porción de alimento equilibrado a base de hidrato y proteína. Si salimos a correr con el estómago vacío estaremos utilizando mayoritariamente nuestra masa muscular como combustible, y eso también podrá dar lugar a la aparición de lesiones.

2. En el desayuno algunos días toma un tazón de leche semidesnatada (la leche es un alimento que vamos a considerar mixto porque tiene hidratos de carbono y proteínas) con cereales. La mayoría de los cereales que encontramos en el mercado producen un gran pico de insulina. Tienen muchos azúcares añadidos, miel, etc.

3. Otros días elige galletas llenas de azúcares y grasas saturadas. Y los fines de semana tostadas con tomate (hidratos), todo regado con un buen zumo de naranja (más hidratos de carbono líquidos que entrarán en el torrente sanguíneo a toda velocidad, dejando la fibra en el exprimidor).

4. Después del pico de insulina que hizo con el desayuno, a las dos horas está muerto de hambre. Se toma otro café con azúcar y una fruta, preferentemente un plátano. El plátano es de las frutas con carga glucémica más alta (obliga a nuestro cuerpo a secretar mucha insulina para normalizar la elevación de niveles de glucosa que ocasiona). La cafeína y los hidratos de carbono le ayudarán a superar «el bache de cansancio» por el que está pasando. «Otra vez los hidratos de carbono ganan».

5. Los días en que va al gimnasio le gusta hacerlo sin haber comido nada desde media mañana, piensa que así va a quemar más grasa. Esta es una idea que mucha gente tiene en la cabeza a la hora de hacer deporte: «con el estómago vacío mejor, quemaré más grasa».

Volveré a insistir: «siempre que hagamos deporte deberemos ingerir una pequeña porción de alimento que esté equilibrado con hidratos y proteínas. De esta manera tendremos algo de reserva de glucosa en forma de glucógeno almacenada en nuestro hígado y músculo».

6. En la comida de mediodía Quique suele tomar de primero un plato que contiene hidrato de carbono complejo (arroz, pasta), elaborado con mucha grasa y una proteína rebozada, empanada y frita. De guarnición siempre elige patatas fritas. La patata es una fécula muy porosa que absorbe siempre el contexto en el que se encuentra. Una patata cocida estará llena de agua, pero una patata frita estará llena de aceite. Seguro que habéis visto que, cuando preparáis una sartén para freír patatas fritas, una vez habéis terminado el aceite se ha reducido más de la mitad.

¿Y dónde está ese aceite? Dentro de la patata.

Podemos resumir que la comida de Quique es una comida que contiene hidratos y proteína, pero que está llena de grasas.

7. Cuando se decanta por las legumbres toma plato único. Las legumbres tienen una porción pequeña de proteína y consisten mayoritariamente en hidratos de carbono. La manera de elaborar las legumbres, y más en el comedor de la oficina, suele ser en forma de guiso con algo de proteína añadida, pero siempre suele ser rica en grasa (chorizo, tocino, etc.). Si luego se toma además una fruta, seguirá añadiendo más hidratos a esta comida.

8. A la hora de la merienda no suele tomar nada, deja pasar demasiado tiempo hasta la cena. Solo cuando tiene mucho trabajo y se da cuenta de que, pasadas dos o tres horas desde la comida, necesita tomar algo para poder continuar, consume una chocolatina rica en grasas saturadas y azúcares. Le producirá un pico de insulina inmediato, sentirá energía instantáneamente por el azúcar, que pasará al torrente sanguíneo de manera rápida, pero al poco tiempo volverá a sentirse agotado.

9. A la cena llega cansado y no le apetece ponerse a cocinar. Es mucho más fácil pedir comida rápida, picotear patatas fritas con una cerveza… Comida llena de grasas, aditivos, etc.

QUÉ HACE MAL

- Toma hidratos sin acompañarlos de proteína.
- Hace deporte con el estómago vacío porque cree que así quema más grasa.
- Toma con frecuencia dulces industriales y comida rápida.
- Los fines de semana se pasa con el alcohol.
- Con mucha frecuencia se alimenta, pero no se nutre.

¿Qué pasa con el alcohol?

Hablemos de la cerveza. La cerveza se obtiene por fermentación alcohólica de las moléculas de glucosa que contiene el cereal con que se elabora.

$C_6H_{12}O_6$ (Glucosa) —Enzimas / Glucólisis→ $CH_3COCOOH$ (Ác. pirúvico) —Enzimas / Carboxilasa→ $CH_3CHO + CO_2$ (Acetaldehído)

$CH_3CHO\,O_6$ (Glucosa) —Enzima deshidrogenasa / $+H^2$→ C_3H_5OH (Alcohol etílico)

La molécula de glucosa producirá alcohol etílico. El alcohol, cuando es ingerido, no puede ser almacenado, lo que hace es que se oxida convirtiéndose en energía para poder eliminarse.

Al producirse esa energía, exactamente 7 kilocalorías por cada gramo de alcohol que consumimos, el alcohol detiene la oxidación de grasas y de hidratos de carbono. Lo que haremos cuando tomamos alcohol es que en vez de quemar la grasa y los hidratos de carbono los almacenamos.

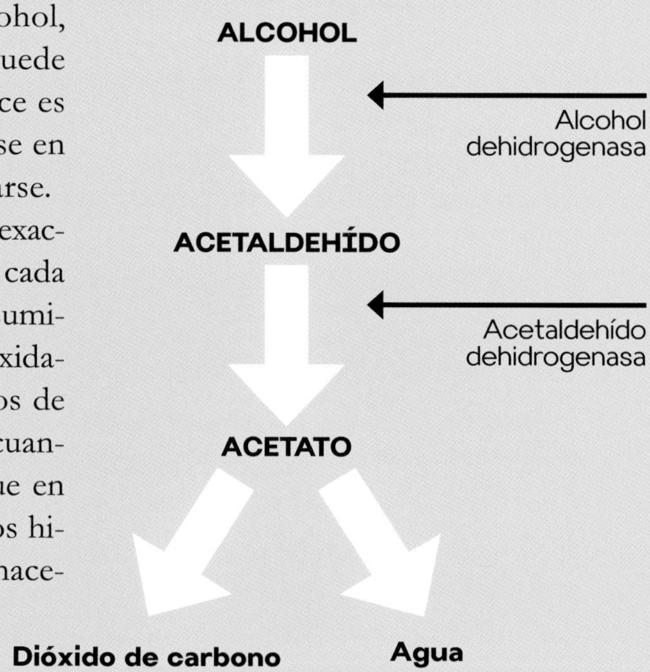

Además, el alcohol en su composición tiene mayoritariamente azúcares y producirá un pico de insulina. Tampoco tenemos que olvidarnos de que el alcohol produce una deshidratación, que no es beneficiosa para nuestro organismo.

No sé si os habréis fijado alguna vez en que el consumo de cerveza suele estar asociado a tapas de dudosa calidad. Con la cerveza todo vale: patatas bravas, torreznos, aceitunas, etc. Sin embargo, cuando se consume vino, normalmente se suele pedir un aperitivo de mejor calidad. Un poco de jamón, gambas, pulpo, queso, etc.

«NOS RESULTA MÁS FÁCIL TOMAR UNA CERVEZA CON HIDRATO, PERO UN VINO LO SOLEMOS TOMAR CON UNA PROTEÍNA.»

Tanto el vino como la cerveza tienen mayoritariamente en su composición hidratos de carbono, pero la mayoría de las veces una copa de vino irá acompañada con una proteína que nos ayudará a mitigar el pico de insulina que provocaría el hidrato de carbono líquido.

Podríamos concluir que Quique está consumiendo con creces las calorías que necesita a lo largo del día, pero muchas de sus ingestas son pobres en vitaminas, minerales y fibra, y sobrepasa la cantidad recomendable de grasas saturadas, colesterol, etc.

«Quique la mayoría de los días, sobre todo a la hora de la cena cuando recurre a comida rápida, se alimenta pero no se nutre.»

CASO 3 | Mujer menopáusica de 49 años

Edad 49 | **Altura** 155 cm | **% de grasa** 38,9 | **IMC** 31,2 | **Metabolismo basal** 1393 kcal

Ana tiene 49 años, pesa 74,9 kilos y mide 155 centímetros. Su porcentaje de grasa es de 38,9.

Trabaja en un banco y la mayoría del tiempo está sentada. Está en el departamento de atención al cliente, donde sufre elevados niveles de estrés. Tiene una vida muy sedentaria, hace todos los desplazamientos en coche y no practica ningún deporte. Sus días transcurren de casa al trabajo y del trabajo a casa sin caminar absolutamente nada.

Desde hace un año ha empezado a tener desarreglos en sus menstruaciones. Han aparecido los sofocos durante el día y la noche. Se encuentra muy irritable y casi no se reconoce. Desde hace años padece sobrepeso. Es madre de dos chicos ya adolescentes y desde su primer embarazo, en el que engordó 18 kilos, no ha conseguido quitarse los kilos que le sobraban. Ha probado todo tipo de dietas, como comer un solo alimento durante días, someterse a periodos de ayuno largo, tomar diuréticos para la retención de líquidos, etc.

Desde que empezó con la menopausia, en ocho meses ha subido seis kilos más, que se le han almacenado mayoritariamente en la zona abdominal en forma de grasa. Ante la desesperación de llevar una dieta muy restrictiva sin obtener ningún resultado, ha decidido llevar un control de lo que come y de cómo varía su peso a lo largo de los días. Analizando este registro se ha dado cuenta de que adelgaza un par de kilos, pero en cuanto comete algún pequeño exceso los vuelve a recuperar.

Se despierta alrededor de las siete de la mañana. Y desayuna siempre algo dulce. Un café con leche con una magdalena o con una rebanada de pan con mermelada (la mantequilla se la ha quitado porque le engorda). Siempre se lleva al trabajo una pieza de fruta para tomársela a media mañana, pero muchos días no tiene tiempo y esta vuelve a casa intacta.

Tres días por semana se tiene que quedar a trabajar por las tardes y se lleva la comida en un *tupper*. Elabora platos muy sencillos que comerá sentada en su puesto para poder salir antes. Casi todos los días lleva una ensalada con poca proteína, quizás algo de atún, una verdura rehogada con un poco de aceite o un puré de verduras con calabaza, patata, calabacín, etc., que prepara el día anterior con un poco de queso de Burgos y un yogur con cereales. Nunca pone la comida en un plato, sino que la mete directamente en el *tupper,* de tal manera que no es muy consciente de la cantidad que está comiendo.

Los otros dos días va a comer a casa. Sale del banco sobre las tres y media y cuando se quiere sentar a comer son más de las cuatro. Esos días opta siempre por algo rápido, algo de proteína a la plancha con una ensalada y de postre dos piezas de fruta.

Hace años que no toma con frecuencia pasta, arroz o legumbre porque ella «está segura de que la pasta, el arroz y la legumbre la engordan».

Los fines de semana la cosa cambia, sale con amigos o vienen amigos a comer a casa y muchas veces cocina cosas que ella ni siquiera prueba porque está eternamente a dieta. No suele beber alcohol a diario. Los fines de semana puede ser que se tome alguna cerveza si queda con amigos.

La merienda siempre la hace con fruta, una o dos piezas, con ello controla las ganas de comer dulce que le aparecen todas las tardes. Una o dos veces al mes queda con amigos para merendar y entonces se da un buen homenaje, siempre dulce, tortitas con chocolate y nata, tarta de chocolate, chocolate con churros en invierno, etc. «Lleva tanto tiempo con restricciones que necesita darse un premio dulce algunas tardes. Su cuerpo se lo pide.»

Cuando llega la hora de la cena es el momento más catastrófico. Para cenar algunos días toma solo fruta, otros picotea algo mientras prepara la cena para el resto de la familia y luego ella come un par de piezas de fruta o una ensalada, y otros días toma un puré de verduras.

- **7 h** Desayuno: café con leche y magdalenas
- **11 h** Media mañana: fruta o nada
- **15 h** Comida: crema de verduras con queso + yogur de cereales
- **19 h** Merienda: fruta
- **22:30 h** Cena: fruta, picoteo ensalada

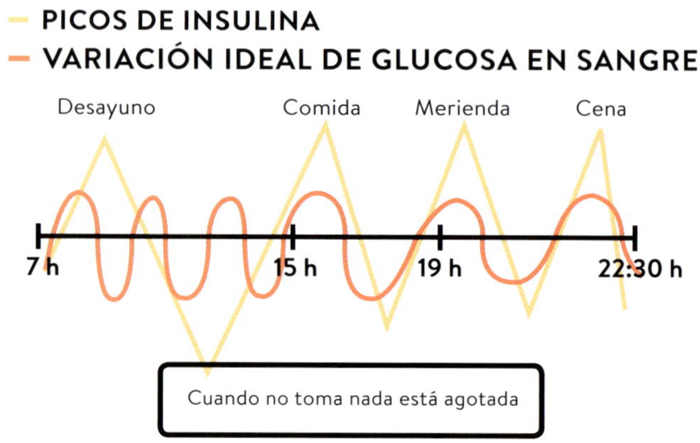

ANALICEMOS LO QUE HACE ANA

Ana lleva casi toda su vida pendiente de lo que come. Esto le ha llevado a pasar por periodos muy restrictivos y por otros con atracones. Los periodos en los que hace dietas muy restrictivas consigue bajar de peso, que será mayoritariamente de masa muscular, con efecto rebote garantizado, debido a su bajada de metabolismo basal. Ha probado de todo:

- Dietas cortas de unos pocos días en los que solo toma frutas, sopas o verduras.
- Dietas en las que solo consume alimentos proteinados durante todo el día.
- Pastillas que se supone que la ayudarán a bajar de peso, pero de manera más rápida porque tienen diuréticos que le harán eliminar líquidos corporales.

EL GASTO ENERGÉTICO TOTAL DE ANA A LO LARGO DEL DÍA ES MUY BAJO POR VARIAS RAZONES:

1. Posee un metabolismo basal muy bajo, tan solo 1090 kilocalorías. Este metabolismo tan bajo es debido a:

   a. La cantidad de dietas que ha realizado en las que la bajada mayoritaria era de masa muscular.

   b. Los niveles de cortisol altos que posee a lo largo del día tampoco ayudan a la utilización de la grasa como fuente de energía.

2. No realiza nada de ejercicio a lo largo del día. Se desplaza en coche a todos lados. De casa al trabajo y del trabajo a casa, sin caminar ni un solo minuto.

3. Muchos días toma la comida triturada en forma de purés, reduciendo así el gasto de energía que debería hacer para digerir esos alimentos.

QUÉ HACE MAL

- Pasa mucha hambre.
- Lleva una vida muy sedentaria y sufre mucho estrés.
- Se lleva la comida al trabajo algunos días sin controlar el tamaño de las raciones.
- Compensa el hambre que pasa a diario con «festivales» de dulces esporádicos.
- Tiene muchas ganas de comer dulce por la tarde.
- Hace dietas mal planificadas que le provocan el efecto rebote y le rebajan el metabolismo basal.
- Cena muy mal. Es una «mamá basurilla».

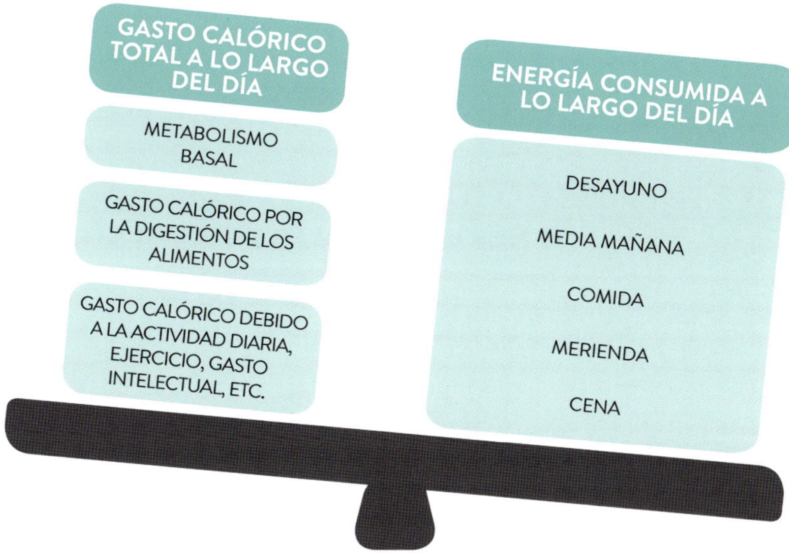
GASTO CALÓRICO TOTAL A LO LARGO DEL DÍA
METABOLISMO BASAL
GASTO CALÓRICO POR LA DIGESTIÓN DE LOS ALIMENTOS
GASTO CALÓRICO DEBIDO A LA ACTIVIDAD DIARIA, EJERCICIO, GASTO INTELECTUAL, ETC.
ENERGÍA CONSUMIDA A LO LARGO DEL DÍA
DESAYUNO
MEDIA MAÑANA
COMIDA
MERIENDA
CENA

¿La menopausia ocasiona siempre un aumento de peso?

La menopausia es una etapa en la que el cuerpo de la mujer sufre un cambio lipídico importante. Es por esto por lo que hay que poner especial atención a la dieta y realizar ejercicio físico mantenido en el tiempo.

La menopausia no es la causa del aumento de peso, aunque sí hace que aumente la grasa abdominal.

Existen estudios publicados por la Universidad de Monash de Melbourne que demuestran que durante la menopausia no tiene por qué producirse un aumento de la grasa corporal, pero sí existe una mayor predisposición a que la grasa se sitúe en la zona abdominal, debido a una bajada de estrógenos.

Los cambios que se producen en este periodo de la vida de la mujer, además de poder afectar a aspectos físicos, como esa tendencia a almacenar la grasa en la zona abdominal, también pueden llevar asociado un aumento de las probabilidades de padecer enfermedades cardiovasculares, diabetes tipo 2 y otros trastornos.

El aumento de peso atribuido a la bajada de estrógenos en muchos casos está relacionado con la ansiedad e incluso con los periodos de depresión que aparecen en esta etapa. Un porcentaje alto de mujeres que se encuentran en el periodo menopáusico comen y duermen mucho peor que lo hacían antes.

Muchas mujeres experimentan ganas de comer dulce absolutamente todas las tardes.

«Necesito comer dulce todas las tardes, me lo pide el cuerpo.»

En la mayoría de los casos, estas ganas de comer dulce por las tardes se encuentra relacionada con la bajada de los niveles de **serotonina**, que es un neurotransmisor. La serotonina se produce en el organismo a partir del **triptófano**, un aminoácido esencial (nuestro cuerpo no puede fabricarlo y tiene que ingerirlo a través de los alimentos); es importante, por lo tanto, tener un aporte adecuado de triptófano para paliar este descenso que se produce en las mujeres menopáusicas. El triptófano se encuentra en una proporción mayor en la proteína animal como carnes rojas, pescados, sobre todo azules, huevos, leche, derivados lácteos, y en menor proporción en vegetales como la rúcula, los espárragos, las lentejas, los garbanzos, el trigo, la avena, las fresas, la naranja, la manzana, la cebolla, el pepino, el tomate…

No debemos olvidarnos de que Ana duerme mal por las noches y en parte también por esa bajada de serotonina que padece debido a su estado menopáusico.

Es difícil generalizar a la hora de hablar de la menopausia, pero lo que sí está claro es que en muchos casos se produce una ralentización del metabolismo, provocando una bajada de gasto energético.

¿QUÉ OCURRE CON LA OSTEOPOROSIS EN LA MENOPAUSIA?

La osteoporosis es una enfermedad asintomática. No manifiesta ningún síntoma antes de hacerse visible. Se trata de una patología en la que se produce un descenso de la trama proteica y desmineralización del hueso. Las mujeres mayores de 50 años y en periodo menopáusico tienen que tener especialmente cuidado debido al descenso hormonal que se produce. La mejor forma de evitar la pérdida de masa ósea siempre es la prevención. Para ello no podemos olvidarnos de alimentos ricos en calcio como:

- Vegetales de hoja verde, brócoli, espinacas...
- Salmón, sardinas, ostras.
- Yogures y quesos.
- Semillas de lino, sésamo.

Deberemos evitar el azúcar, la sal, la cafeína, el alcohol, los refrescos, las carnes rojas. Los refrescos azucarados contienen ácido fosfórico, que diversos estudios vinculan con la aparición de la osteoporosis.

Ana desayuna todos los días algo dulce, así que comienza el día haciendo un pico de insulina. A media mañana continúa solo con hidratos de carbono en forma de frutas, los días que toma algo, porque muchos no consume nada con la posible utilización de su masa muscular como combustible.

Los días que se lleva la comida de casa vuelve a quedarse muy corta en proteínas y volverá a hacer otro pico de insulina. Tenemos que tener mucho cuidado con el envase que utilizamos para llevar los alimentos, su tamaño debe ser correcto, apto para el transporte y calentamiento de los alimentos.

Los días que come en casa la comida está mucho más equilibrada, pero el problema es que pasa mucho tiempo entre las ingestas. Podemos encontrarnos con días en los que desayuna a las siete de la mañana y no vuelve a comer nada hasta las cuatro de la tarde.

Ana lleva años sin tomar pasta, arroz o legumbre porque está segura de que le engordan. Esto es un pensamiento muy extendido en la mayoría de los casos el problema reside en que toman una cantidad demasiado grande de hidrato de carbono complejo y con prácticamente nada de proteína animal. Ella piensa que «en caso de tomar pasta, mejor tomarla con verduras, que le engordarán menos».

Si analizamos la cena nos encontramos con una «mamá basurilla» que come los restos que dejan los otros miembros de la familia o picotea cualquier cosa mientras prepara la cena para los demás. Lo peor de todo es que con este picoteo no es consciente de que lo está haciendo mal. ¿Os acordáis del ejemplo de las croquetas que pusimos? Si ella viera junto en un plato todo lo que ha ido picoteando, se daría cuenta de que no lo está haciendo nada bien.

Los días que se resiste al picoteo, Ana termina cenando otra vez solo hidratos de carbono. Asocia cuidarse a cenar solo fruta, verduras, etc., pero ya debería haberse dado cuenta de que eso no le funciona.

♀ Caso 4 | Mujer de 23 años

Edad 23 | **Altura** 169 cm | **% de grasa** 28,9 | **IMC** 24,3 | **Metabolismo basal** 1513 kcal

Laura tiene 23 años, pesa 69,4 kilos y mide 169 centímetros. Su porcentaje de grasa es de 28,9.

Laura estudia en la universidad, se encuentra en su último año de carrera. Su peso no es muy elevado, pero tiene mucha celulitis en las piernas y en las caderas. Tiene turno de tarde y empieza las clases a las 16 horas, saliendo a las 20 horas.

Lleva intentando cuidarse desde hace mucho tiempo. Intenta tomar alimentos ecológicos siempre que puede, le encantan los *smoothies* de frutas y verduras.

El horario de tarde que le ha tocado este año en la facultad hace que muchos días se levante pasadas las 11 y desayune alrededor de las 11:30.

Desayuna un tazón de cereales ricos en fibra (le ayudan con el estreñimiento que padece muchos días) con leche desnatada (consume todos los alimentos que puede en la versión *light*) y los fines de semana que tiene más tiempo se toma un batido en el que pone: espinacas, apio, pepino, zumo de limón, jengibre, perejil y 3 manzanas.

Algunos días se marcha a la facultad sin tomar nada más y otros toma a eso de las 14 horas un zumo de frutas, ensaladas con muy poca proteína o dos barritas ricas en hidratos de carbono, sustitutivas de las comidas, si no tiene tiempo para prepararse nada.

Por la tarde, sobre las 17:00 horas, suele tomar alguna chocolatina en la cafetería, un yogur con cereales o, si ha sido previsora, alguna pieza de fruta que se lleva de casa. Los días que tiene mucha hambre toma un pincho de tortilla con un café.

Cuando sale de la facultad a las 20 horas va siempre al gimnasio, donde recibe clases de *bodypump* y *spinning*.

En la cena la mayoría de los días suele hacerse cosas muy ligeras, ensaladas, fruta con yogur, etc. Se suele acostar sobre las 3:30 horas.

Los fines de semana, cuando sale con amigos, bebe muchas copas (puede tomar alrededor de seis en una noche), cerveza, etc., y suele ir a algún restaurante de comida rápida donde toma hamburguesas, pizza, tacos, etc.

11:30 h Desayuno: cereales o batido verde

14 h Comida: zumo, ensalada o barritas de proteínas

18 h Merienda: chocolate o fruta

23 h Cena: pizza, tacos, alcohol

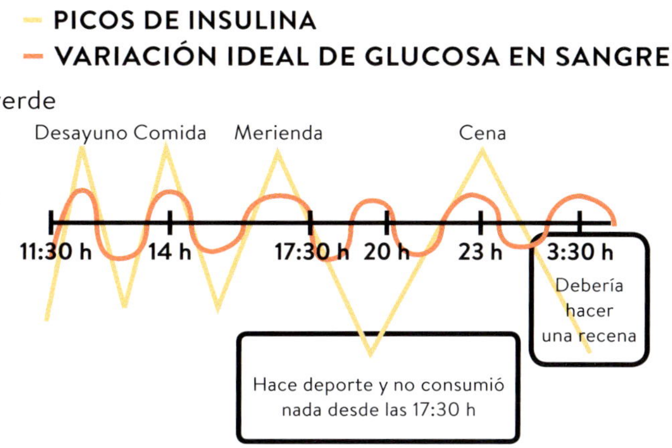

ANALICEMOS LO QUE HACE LAURA

Laura es lo que se podría llamar «una hidratera». La proteína tanto animal como vegetal brilla por su ausencia en lo que come a lo largo del día.

¿POR QUÉ CREÉIS QUE LAURA TIENE TANTA CELULITIS?

La ausencia de proteínas en su dieta le ocasiona un déficit de aminoácidos esenciales y esta es una de las causas de su celulitis junto, posiblemente, con una predisposición genética que no tenemos que obviar. Los azúcares simples provocan la glicación del colágeno y las fibras de elastina se vuelven más rígidas.

Laura piensa que tomando todos los alimentos que puede en su versión *light* controlará mucho mejor su peso. Recordad que un producto *light* es aquel que tiene un 30 por ciento menos de calorías que el producto original o un 50 por ciento menos de grasa, lo cual no quiere decir que se pueda tomar libremente. Analicemos con detalle lo que come a lo largo del día. Comienza desayunando solo hidratos. Entre semana un buen cuenco de cereales (ricos en fibra pero también ricos en hidratos de carbono y azúcares añadidos). La fibra le ayudará a paliar un poco el estreñimiento que padece algunas temporadas.

Los fines de semana tomará solo hidratos de carbono líquidos en forma de batido, lleno de vitaminas y con propiedades estupendas, pero que le producirá un pico de insulina tremendo con la correspondiente activación de la lipogénesis. Empezará el día haciendo un gran pico de insulina.

Para comer tenemos de nuevo hidratos (ensalada casi sin proteínas, zumo, barritas sustitutorias) y la mayoría de los días hace otro pico de insulina.

Para merendar y cenar vuelve a caer otra vez en el error de alimentarse solo de hidratos casi todos los días.

Cuando sale de la facultad va todos los días entre semana al gimnasio. Lo ideal sería que tomara antes algo de alimento equilibrado en hidratos de carbono y proteínas.

Como cena a las 23:00 y se acuesta a las 3:30 (pasan más de tres horas desde que termina de cenar), debería hacer una recena que contenga hidratos y proteínas.

Los fines de semana continúa con su desorden, con la diferencia de que se olvida de los alimentos ecológicos y *light* y los sustituye por comida rápida, llena de azúcares añadidos y grasas saturadas, que no aportarán nada bueno a su alimentación. Y de las copas que se toma no creo que haga falta decir mucho más: «son kilocalorías vacías, sin nutrientes».

QUÉ HACE MAL

- Se alimenta casi exclusivamente de hidratos. Es una hidratera.
- Lleva una alimentación que le provoca estreñimiento.
- Hace deporte con el estómago vacío.
- Toma demasiados hidratos líquidos en forma de zumos y batidos.
- Toma alcohol y comida rápida.

¿HABÉIS DIBUJADO VUESTRA CURVA DE INSULINA?

Si habéis hecho vuestra curva de control de insulina seguramente os habéis encontrado con picos altos en los que se activa la lipogénesis (derivamos a grasa) y otros momentos en los que como el conejito utilizamos nuestra masa muscular como fuente de energía en vez de la grasa almacenada que tenemos en el cuerpo.

Podemos dividir el proceso de adelgazamiento en dos fases, las dos igual de importantes.

1. Una es la fase en la que regularemos nuestra curva de insulina a lo largo del día y empezaremos a utilizar la grasa que tenemos almacenada en el cuerpo como combustible.
2. Una segunda fase igual de importante que la primera, que es la etapa de mantenimiento.

FASE DE BAJADA DE PESO

- **FASE INICIAL** (duración aproximada 15 días).
- **FASE PRINCIPAL** (hasta alcanzar el porcentaje de grasa adecuado).

FASE DE MANTENIMIENTO

- **FASE DE MANTENIMIENTO 1** introducción de alimentos de carga glucémica alta (duración 15 días).
- **FASE DE MANTENIMIENTO 2** asentamiento de lo aprendido (duración 1 mes).

Fase de bajada de peso

El periodo de bajada de peso lo podemos dividir en una fase inicial que suele durar unos 15 días y una fase principal en la que alcanzaremos el porcentaje de grasa adecuado.

Estas recomendaciones son generales para una persona sin patologías; las pautas alimenticias siempre tienen que ser personalizadas, teniendo en cuenta el estado físico en el que se encuentra cada persona, su entorno, sus hábitos, etc.

Fase inicial: aproximadamente 15 días

Esta primera fase se basa en minimizar la ingesta de hidratos de carbono de carga glucémica alta, proteína rica en grasas y grasas saturadas.

El objetivo de esta primera fase es normalizar los picos de insulina a lo largo del día.

¿QUÉ PODEMOS ESPERAR DE ESTOS PRIMEROS 15 DÍAS?

Cuando nuestro cuerpo controla la insulina a lo largo del día y utiliza grasas como combustible ocurren varias cosas:

1. Me sentiré menos cansado a lo largo del día, al no hacer esos picos de insulina que me tenían todo el día como en una continua montaña rusa.

2. No tendré hambre a la media hora de haber desayunado.

3. No tendré una necesidad imperiosa de dormir la siesta después de la comida y podré volver a trabajar.

4. Llegaré a casa cansado después de una jornada laboral posiblemente larga y dura, pero no agotado.

5. No tendré tanta necesidad de comer dulces a lo largo de todo el día.

¿QUÉ SENSACIONES NO DEBEMOS TENER?

1. No debo sentirme agotado.

Si me siento agotado es que no estoy haciendo algo de manera correcta. Tomaré frutas, verduras, carnes, pescados, lácteos…, llenos de vitaminas, minerales, etc. Haciendo una dieta equilibrada no necesitaré tomar ningún complejo vitamínico. Seguramente ahora estaré comiendo mucho más equilibrado que lo hacía antes.

2. No deberé pasar hambre. ¿Qué ocurre si pasamos hambre?

Si paso hambre tendré que incrementar la cantidad de comida en cada una de las ingestas o bien comer cada menos tiempo. De manera general se recomienda comer cada 3-4 horas, pero si tenemos una sensación muy grande de hambre podemos hacer ingestas cada 2-3 horas. Cuando se pasa hambre corremos el riesgo de que la bajada de peso sea mayoritariamente de masa muscular en vez de grasa. Es normal que lleguemos con hambre a la siguiente ingesta, pero lo que no puede ser es que a la hora ya tengamos otra vez muchas ganas de comer algo.

COSAS A TENER EN CUENTA DE LA FASE INICIAL

Es muy importante recordar que las pautas alimenticias siempre tienen que ser personalizadas, teniendo en cuenta el estado físico en el que se encuentra cada persona, su entorno, sus hábitos, etc. También tendremos que hacer una distinción por sexo. Los hombres tienen un metabolismo basal mucho más alto que las mujeres y tendrán que ingerir mayor cantidad de alimentos a lo largo del día.

Las cantidades nunca estarán pesadas, serán lógicas, pero en ningún momento se pasará hambre.

Durante estos primeros quince días seguiré las cinco reglas que hemos ido explicando a lo largo del libro del modo más riguroso que pueda.

REGLA 1

Cuidado con tomar nada que nace de la tierra solo, es decir, hidratos de carbono solos, y menos si tienen un índice glucémico elevado.

REGLA 2

Cuidado con los hidratos de carbono líquidos. Cuidado con los zumos de fruta, verduras y con el gazpacho en verano.

REGLA 3

Consumir alimentos cada 3-4 horas sin dejar pasar grandes periodos de ayuno.

REGLA 4

Intentar no dejar pasar más de 1 hora desde que me levanto hasta que ingiero algún alimento.

REGLA 5

No hacer deporte con el estómago vacío.

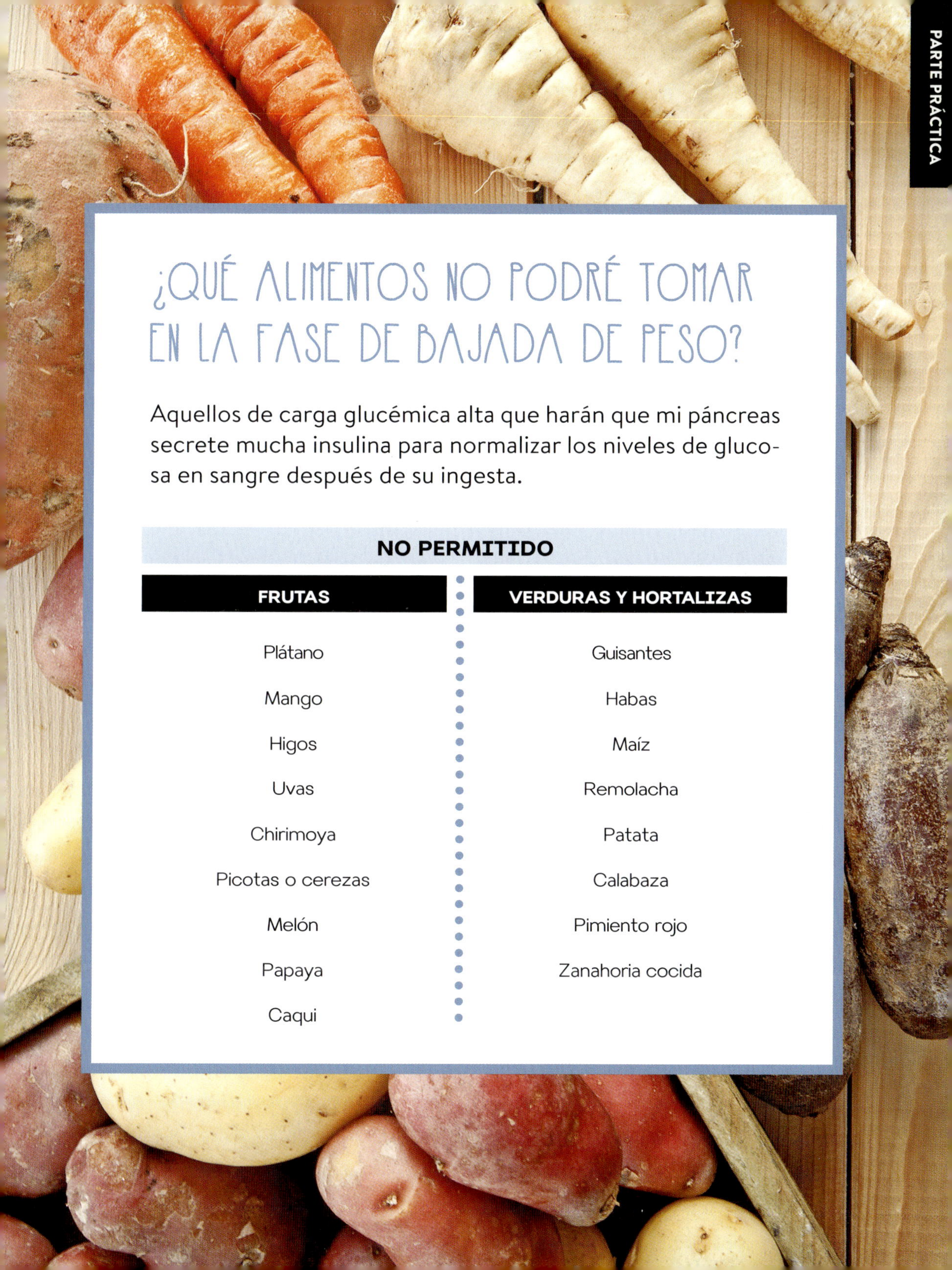

¿QUÉ ALIMENTOS NO PODRÉ TOMAR EN LA FASE DE BAJADA DE PESO?

Aquellos de carga glucémica alta que harán que mi páncreas secrete mucha insulina para normalizar los niveles de glucosa en sangre después de su ingesta.

NO PERMITIDO

FRUTAS	VERDURAS Y HORTALIZAS
Plátano	Guisantes
Mango	Habas
Higos	Maíz
Uvas	Remolacha
Chirimoya	Patata
Picotas o cerezas	Calabaza
Melón	Pimiento rojo
Papaya	Zanahoria cocida
Caqui	

¿QUÉ PUEDO DESAYUNAR?

El desayuno podrá contener:

- Un lácteo que, al contener hidratos de carbono y proteína en su composición, será una buena opción para no hacer pico de insulina.
- Una fuente de hidratos en forma de fruta, nunca en zumo porque estaría incumpliendo la segunda regla, o pan integral: recordad que los productos integrales hacen que la secreción de insulina se produzca de manera más lenta.
- Una porción de proteína baja en grasa, siempre de la mejor calidad para que lleve la menor cantidad de aditivos y conservantes. Otra fuente de proteína que podemos utilizar sería la clara de huevo; la clara de huevo no tiene prácticamente nada de grasa (0,2 g/100 g), es solo proteína, toda la grasa del huevo se encuentra en la yema (31,9 g/100 g).

Como estamos en la fase de pérdida de peso restringimos la grasa en forma de frutos secos, aguacate o aceite de oliva.

Podemos dividir los desayunos atendiendo a dos tipos de personas diferentes:

A. Aquella persona que no quiere desayunar prácticamente nada una hora después de haberse despertado y prefiere hacerlo pasadas unas horas.

B. Aquella persona que tenga ganas y tiempo de hacer un buen desayuno antes de salir de casa.

Si cuando nos levantamos no tenemos ganas de consumir prácticamente nada, porque es muy pronto, no tenemos apetito o preferimos apurar un poco más en la cama, lo ideal sería tomar una pequeña ingesta de alimentos que esté equilibrada en hidratos de carbono y proteína.

Una buena idea sería tomar un café con leche desnatada o semidesnatada, un yogurt desnatado (recordad que estos lácteos tienen hidratos de carbono y proteína en una proporción correcta) o un trozo pequeño de pan integral con proteína baja en grasa, como jamón de York o pechuga de pavo.

¿Y si quiero hacer deporte nada más levantarme?

No es recomendable hacer deporte con el estómago vacío. Para proteger nuestra masa muscular, lo ideal sería ingerir una pequeña porción de alimento que no te haga sentir pesado pero que te ayude a hacer el ejercicio de manera correcta.

Está claro que no vamos a comer un plato de cocido antes de salir a correr, pero os propongo varias opciones.

DESAYUNO LIGERO

Está opción será elegida por aquellos que no tengan mucho apetito al despertarse o quieran practicar deporte a primera hora de la mañana. En este caso la ingesta de media mañana será más copiosa.

ELEGIREMOS UNA DE ESTAS OPCIONES:

1. YOGUR 0 % MG (existen en el mercado yogures con una dosis de proteínas más alta, que serían muy adecuados para tomar antes de hacer deporte).

2. YOGUR 0 % MG CON UNA GELATINA (las gelatinas son una fuente de proteína fantástica, cuidado porque no todas las gelatinas son válidas. En el mercado encontramos muchos postres que solo tienen hidratos con aspecto de gelatina. La gelatina tiene que tener siempre una porción alta de proteína y nada o una porción muy pequeña de hidratos de carbono).

3. CAFÉ CON LECHE O SOLO + 1 REBANADA DE PAN INTEGRAL CON PROTEÍNA BAJA EN GRASA (máximo 75 g de jamón de York, pechuga de pollo, una clara de huevo cocida, etc.).

4. CAFÉ CON LECHE (DESNATADA/SEMIDESNATADA) + YOGUR 0 % MG.

DESAYUNO NORMAL

Esta opción será elegida por aquellas personas que quieran hacer un buen desayuno antes de salir de casa. La ingesta de media mañana será algo más ligera que en el caso del desayuno ligero. Y distinguiremos el de hombres y el de mujeres.

MUJERES

DESAYUNO 1

- Café con leche (desnatada/semidesnatada), infusión o yogur 0 % MG (sin frutos secos, ni cereales).
- 1 rebanada de pan integral sin frutos secos (tamaño rebanada de pan de molde)/1 galletita salada de pan integral (aproximadamente 10 g).
- 75-100 g de jamón de York o pechuga de pavo.

DESAYUNO 2

- Café con leche (desnatada/semidesnatada), infusión o yogur 0 % MG (sin frutos secos, ni cereales).
- 1 rebanada de pan integral sin frutos secos (tamaño rebanada de pan de molde)/1 biscote de pan integral (aproximadamente 10 g).
- 1 tarrina de queso de Burgos 0 % MG (aproximadamente 75 g) + 1 cucharada de postre de mermelada o tomate.

DESAYUNO 3

- Café con leche (desnatada/semidesnatada), infusión o yogur 0 % MG (sin frutos secos, ni cereales).
- Una pieza de fruta pequeña (manzana, kiwi, piña, mandarina…).
- Máximo 75 g de proteína baja en grasa (jamón de York, pechuga de pollo, una clara de huevo cocido, etc.).

DESAYUNO 4

- Café con leche (desnatada/semidesnatada), infusión o yogur 0 % MG (sin frutos secos, ni cereales).
- Una pieza de fruta pequeña (manzana, kiwi, piña, mandarina…).
- 1 tarrina de queso de Burgos 0 % MG (75 g) + 1 cucharada de postre de mermelada o tomate natural + proteína baja en grasa (jamón de York, pechuga de pavo, etc.).

DESAYUNO 5

- Café con leche (desnatada/semidesnatada), infusión o yogur 0 % MG (sin frutos secos, ni cereales).
- Una pieza de fruta pequeña (manzana, kiwi, piña, mandarina…).
- 1 huevo cocido (sin yema) + proteína baja en grasa (jamón de York, pechuga de pavo, etc.) + sal y orégano.

HOMBRES

Los desayunos de los hombres tienen más cantidad de alimentos. El metabolismo basal de los hombres siempre es mucho más alto debido a la elevada masa muscular que poseen.

DESAYUNO 1

- Café con leche (desnatada/semidesnatada), infusión o yogur 0 % MG (sin frutos secos, ni cereales).
- 2 rebanadas de pan integral sin frutos secos (tamaño rebanada de pan de molde)/2 galletitas saladas de pan integral (aproximadamente 10 g).
- Máximo 75 g de proteína baja en grasa (jamón de York, pechuga de pollo, una clara de huevo cocida, etc.).

DESAYUNO 2

- Café con leche (desnatada/semidesnatada), infusión o yogur 0 % MG (sin frutos secos, ni cereales).
- 2 rebanadas de pan integral sin frutos secos (tamaño rebanada de pan de molde)/2 galletitas saladas de pan integral (aproximadamente 10 g).
- 1 tarrina de queso de Burgos 0 % MG (aproximadamente 75 g) + 1 cucharada de postre de mermelada o tomate natural + proteína baja en grasa (jamón de York, pechuga de pavo, etc.).

DESAYUNO 3

- Café con leche (desnatada/semidesnatada), infusión o yogur 0 % MG (sin frutos secos, ni cereales).
- Una pieza de fruta pequeña (manzana, kiwi, piña, mandarina…).
- 1 rebanada de pan integral sin frutos secos (tamaño rebanada de pan de molde)/1 galletita salada de pan integral (aproximadamente 10 g).
- Máximo 75 g de proteína baja en grasa (jamón de York, pechuga de pollo, una clara de huevo cocida, etc.).

DESAYUNO 4

- Café con leche (desnatada/semidesnatada), infusión o yogur 0 % MG (sin frutos secos, ni cereales).
- Una pieza de fruta pequeña (manzana, kiwi, piña, mandarina…).
- 1 rebanada de pan integral sin frutos secos (tamaño rebanada de pan de molde)/1 galletita salada de pan integral (aproximadamente 10 g).
- 1 tarrina de queso de Burgos 0 % MG (75 g) + 1 cucharada de postre de mermelada o tomate natural + proteína baja en grasa (jamón de York, pechuga de pavo, etc.).

DESAYUNO 5

- Café con leche (desnatada/semidesnatada), infusión o yogur 0 % MG (sin frutos secos, ni cereales).
- Una pieza de fruta pequeña (manzana, kiwi, piña, mandarina…).
- 1 rebanada de pan integral sin frutos secos (tamaño rebanada de pan de molde)/1 galletita salada de pan integral (aproximadamente 10 g).
- 1 huevo cocido (sin yema) + proteína baja en grasa (jamón de York, pechuga de pavo, etc.) + sal y orégano.
- 1 tarrina de queso de Burgos 0 % MG (75 g) + 1 cucharada de postre de mermelada o tomate natural.

¿Y SI DESAYUNO EN UN BAR?

En este caso tendré que optar por:

- Café o infusión.
- 1 rebanada de pan + proteína (lacón, jamón de York, jamón serrano).

Pero no podré olvidarme de la regla número 4: no puede pasar más de una hora desde que me despierto hasta que desayuno.

¿QUÉ PUEDO TOMAR PARA ENDULZAR?

Lo mejor es no abusar del azúcar. El azúcar son kilocalorías vacías que no nos aportan nutrientes, solo energía. El azúcar se encuentra oculto en muchos alimentos que ni siquiera nos imaginamos, como pan de molde, latas de conservas, etc.

Debemos ir disminuyéndolo de nuestra alimentación poco a poco y disfrutar del sabor que nos aportan los alimentos. La canela es una buena alternativa al azúcar y a los edulcorantes artificiales. Los edulcorantes artificiales son sustancias que aportan un sabor muy dulce a nuestros alimentos. Sustancias como aspartamo, sacarina, ciclamato, sucralosa y estevia, según la Autoridad Europea de Seguridad Alimentaria (EFSA), no suponen un problema para la salud de las personas que lo consumen. No nos creamos que la estevia por el hecho de venir de una planta es buena y se puede consumir toda la que se quiera. Cada vez se están presentando más estudios sobre la dudosa inocuidad de la estevia como edulcorante.

¿QUÉ PUEDO TOMAR A MEDIA MAÑANA?

Pasadas tres horas del desayuno tendré que realizar una ingesta a media mañana. Si la comida se retrasa mucho, tendrá que hacer al menos dos. Recordad el ejemplo que pusimos de Fernando, que se despertaba muy pronto los días que viajaba y pasaba demasiado tiempo hasta la comida. A media mañana podré tomar una de las siguientes opciones acompañada de un café solo o cortado o una infusión.

MEDIA MAÑANA

MUJERES

1. Café con mucha leche (desnatada o semidesnatada, no se trata de un café con una nube de leche, tiene que tener una buena cantidad para que nos aporte nutrientes).
2. Una pieza de fruta pequeña + máximo 75 g de proteína baja en grasa (jamón de York, pechuga de pollo, una clara de huevo cocida, etc.).
3. Una pieza de fruta pequeña + gelatina sin azúcar (cuidado con las gelatinas, no todos los postres con aspecto gelatinado son proteína. Gelatina implica proteína y tiene que estar en un porcentaje alto).
4. Yogur con 0 % MG. Puede tener sabor a fruta o trocitos de fruta, pero nunca frutos secos. Los frutos secos son grasas saludables, pero en esta primera etapa tenemos que reducir las grasas lo más posible.

HOMBRES

Las ingestas de los hombres deben tener más cantidad de alimentos, puesto que su metabolismo basal siempre es mucho más alto debido a la elevada masa muscular que poseen.
Además de las cuatro propuestas para las mujeres, los hombres podrán tomar también un montadito pequeño de proteína: sardinas, atún, jamón de York o jamón serrano.

¿QUÉ COMEMOS?

Aquí tendremos que volver a hacer una distinción entre los hombres y las mujeres. Los hombres consumirán un día por semana un plato de arroz, pasta o legumbre con proteína. Os pondré algunos ejemplos:

- Arroz con pollo, conejo, marisco.
- Pasta con pulpo, sepia, almejas.
- Pasta con carne picada.
- Potaje con garbanzos, espinacas, una generosa porción de bacalao y huevo.
- Lentejas con verduras de primero y una carne o un pescado de segundo (como hacían nuestras abuelas).

En el caso de las mujeres los resultados son mucho más visibles si se eliminan los hidratos de carbono complejos durante las fases de bajada de peso y luego se introducen en el mantenimiento.

El resto de los días tomaremos una verdura o una ensalada acompañada por una porción de proteína.

PONGAMOS EJEMPLOS

EJEMPLO 1:

Primer plato: judías verdes, alcachofas, espárragos, etc.
Segundo plato: 1 gallo a la plancha.

EJEMPLO 2:

Una ensalada con proteína como plato único.

Esa ensalada podría tener canónigos, tomate, cebolla, espárragos, champiñón, 1 lata de atún al natural, un filete de pollo a la plancha cortado en trocitos y una clara de huevo cocida.

COMIDA

HOMBRES

A. 1 día por semana: arroz/pasta o legumbre con una porción de proteína.

B. 6 días por semana: verdura/ensalada con una porción de proteína.

MUJERES

7 días por semana verdura o ensalada con una porción de proteína.

En el caso de las mujeres, durante las primeras etapas se suelen retirar los hidratos de carbono de cadena larga para que los resultados sean más visibles y así ganemos en motivación.

¿Y DE POSTRE?

Por supuesto nada de postres dulces. Sería mejor saciarse con la comida y dejar la fruta para la media mañana y la merienda. En las primeras etapas en las que siempre tendemos a tomar algo más de hidratos que proteínas, podríamos tomar una infusión, café cortado o solo. Y, si me apetece algo dulce, una gelatina será una buena opción.

¿QUÉ PROTEÍNAS PODRÉ UTILIZAR?

Siempre utilizaré proteínas bajas en grasa para que no se perjudique nunca mi perfil lipídico.

- Ternera o vaca magra.
- Pollo.
- Pavo.
- Conejo.
- Pescados blancos.
- Pescados azules.
- Mariscos (incluyendo crustáceos y moluscos).
- Conservas de pescado en escabeche o al natural.
- Ahumados (con precaución).
- Huevos: lo recomendable sería tomar un máximo de 4 huevos enteros a la semana; en la yema se encuentra toda la grasa del huevo, pero claras podemos tomar todas las que necesitemos porque son solo proteína.

¿CON QUÉ VERDURAS TENDREMOS QUE TENER CUIDADO?

- Guisantes.
- Habas.
- Maíz.
- Remolacha.
- Patata.
- Calabaza.
- Pimiento rojo.
- Zanahoria cocida.

NOTA: Los guisantes y las habas son en realidad legumbres, pero si le preguntamos a muchas personas nos dirán que son verduras porque son verdes.

¿CÓMO LO COCINAREMOS?

La manera de cocinar siempre será empleando la menor cantidad de grasa posible; lo ideal será utilizar una cucharada sopera de aceite de oliva para la comida y otra para la cena. Los métodos de cocinado serán: cocido, asado, plancha o crudo.

El aceite siempre es mucho mejor si se utiliza en crudo.

¿Y SI COMO EN UN RESTAURANTE QUÉ PODRÉ TOMAR?

Mucha gente cree que no puede cambiar sus hábitos de vida porque come todos los días fuera de casa en restaurantes. Comer fuera de casa no puede suponer un problema.

«La dieta se tiene que adaptar a ti y tú te tienes que adaptar a la dieta.»

Cada vez más gente tiene que comer fuera de casa diariamente y luego volver a trabajar. Si no hemos comido de manera equilibrada, experimentaremos un pico de insulina con la necesidad imperiosa de dormir una siesta después.

Tendremos que pensar alternativas para no caer en los platos a base de fritos, rebozados, gratinados, etc.

Debemos prestar especial importancia a las esperas que se producen mientras nos traen la comida. Mucho cuidado con los panes, mantequilla o cualquier canapé que nos sirven para aligerarnos la espera, y que acompañamos de un vino, cerveza, etc. Si en lugar de esto, reservamos mesa y vamos directos a elegir nuestros platos, estaremos evitando pasar por la temida fase de los aperitivos o el picoteo que tanto nos perjudican y tientan cuando queremos cuidarnos.

- **CUIDADO CON EL PAN Y EL PICOTEO:** la mayoría de los restaurantes no suelen ofrecer pan integral. Normalmente ofrecen un bollito de pan blanco o unos picos, que, si llegas hambriento, es raro que lleguen enteros al primer plato. Lo mismo pasa con las clásicas aceitunas o los frutos secos. Cuidado, porque son aperitivos que nos aportarán bastantes calorías y además son muy salados. ¿Cuántas veces hemos pedido otra bebida antes de que llegue la comida?

- **ATENTOS CON LA BEBIDA:** la mejor bebida a elegir siempre será el agua o, en todo caso, el agua con gas. Si es una comida de negocios, por ejemplo, y se pide vino, es conveniente intentar no terminar la copa para que no vuelvan a llenarla continuamente. Hay que recordar que tanto el vino como la cerveza son calorías líquidas que nos aportan hidratos de carbono y que harán que estas calorías junto con las de la comida supongan un exceso que acabaremos derivando a grasa. No debemos olvidarnos de que el alcohol detiene la oxidación de grasas y de hidratos de carbono. Lo que hacemos cuando tomamos alcohol es que, en vez de quemar la grasa y los hidratos de carbono, los almacenamos.

■ **ELIGE UN PRIMER PLATO A BASE DE VERDURA O ENSALADA:** Tanto en la carta como en un menú del día siempre se ofrecen:

- Ensalada mixta.
- Revuelto con huevo de ajetes, espárragos, champiñón.
- Parrillada de verduras.
- Verdura cocida o asada.

Eso sí, fíjate en los aderezos y en los *toppings*. Una ensalada con picatostes, bacon, quesos, salsa César o a base de miel puede aportarte más calorías que un filete de carne.

■ **ELIGE UN SEGUNDO PLATO PROTEICO:** es la hora de la carne, el pescado, el marisco o el huevo. Si vas a tomar carne, mejor las piezas y carnes menos grasas, y las preparaciones más ligeras. Pídelo sin salsas, a la plancha, al horno, cocido o crudo. Como guarnición, mejor una guarnición de verdura, o ensalada. Serían buenas opciones un tartar de atún o salmón, sashimi, steaktartar o cualquier pescado o carne baja en grasa a la plancha.

■ **¿Y DE POSTRE?** Lo mejor es que no tomes postre o, en todo caso, elige fruta fresca: lo ideal sería quedar saciado con la comida y no tener que recurrir a un postre. Si queremos postre, la mejor opción será siempre una fruta fresca de temporada, una infusión o un café. Mejor decidirse por estas dos opciones y dejar la fruta para la merienda. Eso sí, intentad evitar a toda costa los postres lácteos azucarados, como las clásicas natillas, el arroz con leche o el flan.

¿CÓMO SABER SI HEMOS COMIDO DEMASIADO?

Si después de comer tienes mucha sed y no paras de beber agua, necesitas desabrocharte el botón del pantalón o aflojarte el cinturón, seguramente hayas comido de más. Y, por supuesto, si sientes ese clásico miedo a sentarte y quedarte dormido, que no compagina bien con seguir trabajando en turno de tarde.

Si hemos comido mucha cantidad y, sobre todo, si hemos tomado muchos hidratos de carbono (aperitivos, vino o cerveza, pan, arroz, pasta, legumbre...), se nos habrá incrementado mucho la glucosa en sangre y nuestro cuerpo habrá respondido con un pico de insulina para bajarla. Este pico de insulina y esta bajada brusca de glucosa en sangre es lo que nos provoca ese cansancio y somnolencia después de comer.

En las primeras etapas de bajada de peso, en el caso de las mujeres, se recomienda no tomar hidratos de carbono complejos (pasta, arroz y legumbre) y, en el caso de los hombres, lo recomendable sería tomarlos solo un día por semana acompañados de una buena porción de proteína, pero ¿qué hago si tengo que comer arroz, pasta o legumbre?

Imagina que te invitan a comer en una arrocería. Obviamente, no vas a declinar la invitación, pero después de lo que hemos visto en el apartado anterior te estarás preguntando qué hacer para no estar muy pesado ni tener sueño y poder seguir trabajando a continuación. La cuestión está en que los hidratos de carbono deben combinarse con proteínas. Piensa en los chinos y los japoneses, ellos toman mucho arroz o tallarines pero siempre acompañados de proteína (carne, pescado o marisco) y verduras. Además, no comen con bebidas alcohólicas como vino y cerveza y no acompañan sus comidas con pan.

Solución: como tu ración de hidratos ya va a estar cubierta con el arroz, la pasta o la legumbre, evita las bebidas alcohólicas (vino o cerveza) y el pan. Además, recuerda que debes elegir una receta en la que el hidrato (arroz, pasta o legumbre) vaya acompañado de bastante proteína, como pescado, marisco o carne, y no olvides controlar el tamaño de tu ración si te sirves tú, o no te la termines si es una ración demasiado grande para ti.

¿Y SI TENGO QUE INVITAR YO?

Quizás os suena rara esta pregunta pero tiene toda su lógica. Sabemos que en las comidas de negocios es muy frecuente que tengas que invitar a tus acompañantes, por eso queda un poco feo no preguntar si quieren tomar vino o cerveza. Nuestro consejo es que preguntes siempre, por quedar bien con el resto de comensales. Si se pide vino siempre puedes controlar la cantidad que ingieres tú, y, en el caso de que te inviten a ti, es más fácil aún, porque si no quieres lo dices y eso que se ahorra el que invita.

¿Y EL DIGESTIVO?

Ya hemos dicho antes que el mejor final de una comida es la infusión o el café, por ello los clásicos digestivos a base de ginebra y tónica, el licor de hierbas o el pacharán, mejor dejarlos donde están. Solo son calorías vacías.

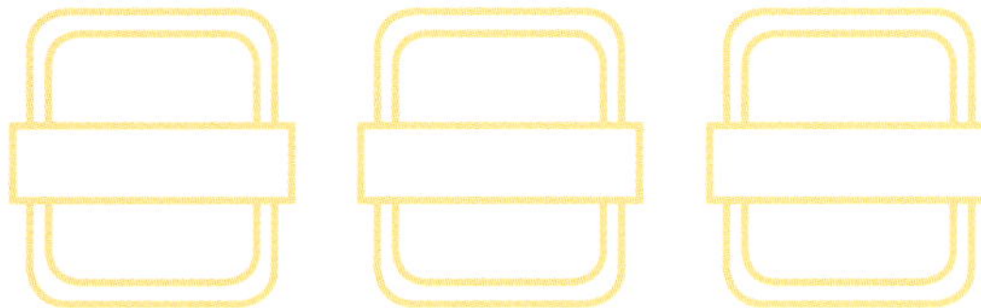

¿Y SI ME LLEVO LA COMIDA AL TRABAJO?

Si eres de los que decides llevarte la comida en un *tupper* al trabajo, tendrás que tener en cuenta algunos puntos:

1. Es importante planificar siempre muy bien los menús de toda la semana para no correr el riesgo de terminar comiendo cualquier cosa por falta de previsión.

2. Hacer comida y dividirla en *tuppers* por raciones, para posteriormente congelarla, es una buena opción para no tener que cocinar cada día. Así nos aseguramos comer a diario de manera saludable. Mejor congelar que deprimirnos comiendo varios días lo mismo.

3. Es importante que las raciones de nuestro *tupper* sean las mismas que las de nuestro plato; por eso es aconsejable poner la comida en un plato para ver la cantidad que queremos comer, y de ahí pasarla al *tupper*. La mayoría de los envases para transportar comida tienen mucha más capacidad que un plato. Incluso a veces podéis encontrar *tuppers* que llegan a contener el triple que un plato por su profundidad, aunque a simple vista parezcan pequeños. Terminamos comiendo una cantidad mucho más grande de comida sin darnos cuenta.

Un plato hondo tiene una capacidad de 250 cc.

La mayoría de los *tuppers* pequeños que encontramos en el mercado tienen, como poco, 500 cc.

4. Es muy importante variar los alimentos a lo largo de la semana para que nuestra alimentación sea lo más completa posible. Si cocinamos un día una cantidad muy grande y no congelamos, nos cansaremos de comer lo mismo varios días seguidos.

5. Es siempre mucho mejor si vamos a tomar una ensalada que no la llevemos aliñada. El aliño es mejor llevarlo aparte para que la ensalada no se nos quede mustia. Un truco es llevar la ensalada en bote de cristal y colocarla por capas.

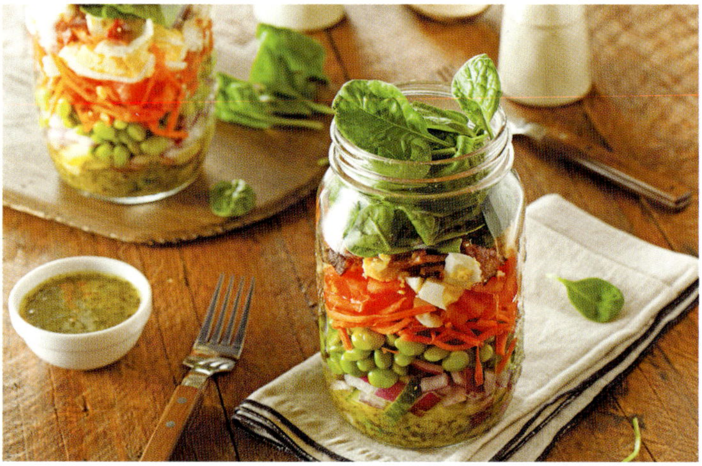

a. Primera capa: el aliño.
b. Segunda capa: zanahoria, pollo, salmón, huevo duro, atún, etc. (los alimentos más pesados).
c. Tercera capa: tomate, cebolla, champiñón, etc.
d. Última capa: las hojas verdes: lechuga, canónigos (alejados del aliño que las dejaría mustias).

6. En el *tupper* podemos llevar proteínas (huevo, pollo, pescado…) e hidratos de carbono (verduras, quinoa, arroz…).

7. Intentaremos elegir siempre que podamos alimentos de temporada para nuestro *tupper* para que estén llenos de nutrientes y también se encuentren a mejor precio.

8. Es conveniente que la comida esté en todo momento refrigerada y que no sufra grandes cambios de temperatura.

9. Hay que asegurarse de que el *tupper* que utilizamos cierra bien, es apto para los alimentos, para refrigerar, congelar y calentar en microondas.

¿QUÉ PODEMOS MERENDAR?

Para merendar, al igual que en todas las ingestas a lo largo del día, tendremos que ingerir una porción de alimento equilibrada en hidratos de carbono y proteína.

La merienda la haremos tres o cuatro horas después de la comida del mediodía. Si quisiéramos hacer deporte justo antes de cenar y hubieran pasado más de 2 horas desde la merienda, sería recomendable que introdujéramos una nueva porción de alimento y luego hiciéramos la cena al llegar a casa. Podríamos elegir, por ejemplo, un yogur o cualquiera de las opciones de merienda.

¿Os acordáis de Laura? Ella iba al gimnasio algunos días a última hora de la tarde y habían pasado muchas horas desde su merienda. En este caso, Laura debería introducir una segunda merienda antes de ir al gimnasio. Con ello evitaría utilizar su masa muscular como combustible y la bajada de su metabolismo basal.

MERIENDA

Para la merienda te sugiero propuestas muy similares a las del desayuno:

1. Café con mucha leche (desnatada/semidesnatada, no se trata de un café con una nube de leche, tiene que tener una buena cantidad para que nos aporte nutrientes).

2. Una pieza de fruta pequeña + máximo 75 g de proteína baja en grasa (jamón de York, pechuga de pollo, una clara de huevo cocida, etc.).

3. Una pieza de fruta pequeña + gelatina sin azúcar (cuidado con las gelatinas, no todos los postres con aspecto gelatinado son proteína. Gelatina implica proteína y tiene que estar en un porcentaje alto).

4. Yogur con 0 % MG. Puede tener sabor a fruta o trocitos de fruta, pero nunca frutos secos. Los frutos secos son grasas saludables pero en esta primera etapa tenemos que reducir las grasas lo más posible.

Y SI POR LAS TARDES SIEMPRE TENGO GANAS DE COMER ALGO DULCE, ¿QUÉ PUEDO TOMAR?

Por las tardes nos apetece más comer dulce porque nos baja la serotonina. Recordemos que la serotonina se fabrica a partir de un aminoácido llamado triptófano. Un aminoácido esencial que solo puede ser ingerido de manera externa porque mi cuerpo no lo puede fabricar. En la mayoría de los casos, aportar una mayor cantidad de proteína a nuestra dieta atenúa estas ganas de ingerir algo dulce por la tarde. Pero si, a pesar de todo, tengo ganas de dulce, una buena idea es tomar una gelatina o una onza de chocolate negro lo más puro posible.

¿QUÉ PUEDO TOMAR PARA CENAR?

En esta primera fase lo ideal sería no ingerir ningún alimento que contenga hidrato de carbono desde la merienda hasta el desayuno del día siguiente. Utilizaremos siempre proteína baja en grasa para no perjudicar a nuestro organismo y no alterar nuestro perfil lipídico.

¿QUÉ CONSEGUIMOS TOMANDO SOLO PROTEÍNA PARA CENAR DURANTE LOS PRIMEROS QUINCE DÍAS?

Si abrimos una ventana en la que no introducimos ningún hidrato de carbono desde la merienda hasta el desayuno del día siguiente, pasadas tres horas aproximadamente desde la merienda ya no quedarán reservas de glucógeno en el hígado y músculo. Como los niveles de cortisol (hormona del estrés) disminuyen al final del día (si no, no nos dormiríamos), nuestro cuerpo podrá utilizar la grasa como combustible activando el ciclo de Krebs (véanse páginas 177-180).

¿QUÉ PROTEÍNA PODRÉ TOMAR?

Pollo, pavo, conejo, pescado blanco, pescado azul, marisco (incluyendo crustáceos y moluscos), conservas de pescado al natural o escabeche, huevos, jamón de York, lacón, ahumados con precaución, ternera con precaución, gelatina.

¿LA PODRÉ MEZCLAR?

Por supuesto. Pongamos algunos ejemplos:

- Tortilla francesa de un huevo y una clara de otro huevo con gambas o trocitos de jamón de York y una lata de mejillones al natural.
- Claras de huevo rellenas de atún y salmón.
- Chipirones rellenos de merluza.
- Filete de pollo a la plancha con unos langostinos a la plancha.

¿EN QUÉ CANTIDAD?

En cantidades lógicas. Consiste en no pasar hambre pero no en tener que desabrocharme en botón del pantalón porque no puedo más.

¿PODRÉ TOMAR TODOS LOS HUEVOS QUE QUIERA?

Una cantidad de 4 huevos enteros a la semana me parece más que recomendable. Claras, podremos tomar todas la que quiera. Las grasas del huevo, incluido el colesterol, se encuentran en la yema. La clara es proteína con solo 0,2 g/100 g de grasa.

¿QUÉ PUEDO HACER SI CUANDO LLEGO A CASA ME COMO TODO LO QUE ENCUENTRO POR MI CAMINO?

Si tengo hambre, tendré que comer algo para no caer en la tentación de picar cualquier cosa que no debo.

«Cuando llego a casa me como todo lo que pillo antes de sentarme a cenar.»

Lo mejor que se puede hacer en estos casos es tomar algo para no llegar a la cena con mucha hambre. Lo ideal sería tomar un poco de proteína, por ejemplo, alguna conserva de pescado al natural o en escabeche, como mejillones, berberechos, etc.

¿SI ME ACUESTO MUY TARDE, PODRÉ TOMAR ALGO?

Esto es lo que se conoce con el nombre de recena. Podré ingerir algún alimento si han transcurrido más de tres horas desde que terminé de cenar y me encuentro despierto. En esta etapa, para no romper la ventana que hemos abierto sin ingerir proteína, deberé seguir tomando un alimento proteico (gelatina, jamón de York, pechuga de pavo, etc.)

¿QUÉ PODRÉ UTILIZAR PARA ALIÑAR MIS PLATOS?

Como hemos dicho anteriormente, lo ideal es tomar una cucharada sopera de aceite de oliva para la comida y otra para la cena. Es verdad que, si como fuera de casa, no podré controlar tanto la cantidad de aceite que consumo, pero sí deberéis pedir que las ensaladas vengan sin aliñar y aliñarla vosotros con poco aceite.

¿PUEDO UTILIZAR ALGÚN OTRO INGREDIENTE MÁS PARA ALIÑAR?

Podré utilizar:

- Mostaza de Dijon (no contiene azúcares).
- Salsa de soja Tamari.
- Vinagre de manzana (mucho cuidado con el vinagre de Módena y todos los balsámicos, tienen muchos azúcares).
- Salsa de yogur: se podrá utilizar los días que tomamos hidratos de carbono con proteína (yogur 0 % MG con mostaza de Dijon).

¿QUÉ PUEDO BEBER?

Como hemos explicado antes, tendré que evitar las bebidas alcohólicas. Lo mejor siempre es el agua y, por supuesto, nada de zumos. Ocasionalmente podré tomar algún refresco que sea *light* o *zero*. Este tipo de refrescos, aunque sean sin azúcar, deben ser utilizados de manera muy esporádica. Nos acostumbran a sabores muy dulces.

Fase principal

HASTA ALCANZAR EL PORCENTAJE DE GRASA ADECUADO

FASE PRINCIPAL

¿QUÉ CAMBIOS PUEDO ESPERAR EN ESTA ETAPA?

En esta etapa introduciremos algunos cambios en comparación con la fase inicial, pero nunca nos olvidaremos de las cinco reglas. Una vez hayamos conseguido en la primera quincena que nuestra curva de insulina sea homogénea, lo que haremos será lo siguiente:

EN LAS CENAS

- **EN LA SEGUNDA QUINCENA** reduciremos el número de las cenas de solo proteína; a cambio, introduciremos hidratos de carbono en forma de verdura o ensalada en algunas cenas a lo largo de la semana.
- **LA TERCERA QUINCENA** y sucesivas, de las siete cenas semanales mantendremos:
  - **TRES CENAS** seguidas de solo proteína a lo largo de la semana.
  - **OTRAS TRES CENAS** se harán con verdura o ensalada como guarnición de una porción de proteína.
  - **UNA CENA** en la que haremos un pequeño pico de insulina al introducir macedonia de frutas o hidratos de carbono en forma de pan.

¿POR QUÉ HACEMOS UNA CENA CON UNA PORCIÓN DE HIDRATOS DE CARBONO SUPERIOR?

La idea es hacer un pequeño pico de insulina para que el cuerpo encuentre de una manera natural su curva de insulina lo más homogénea posible.

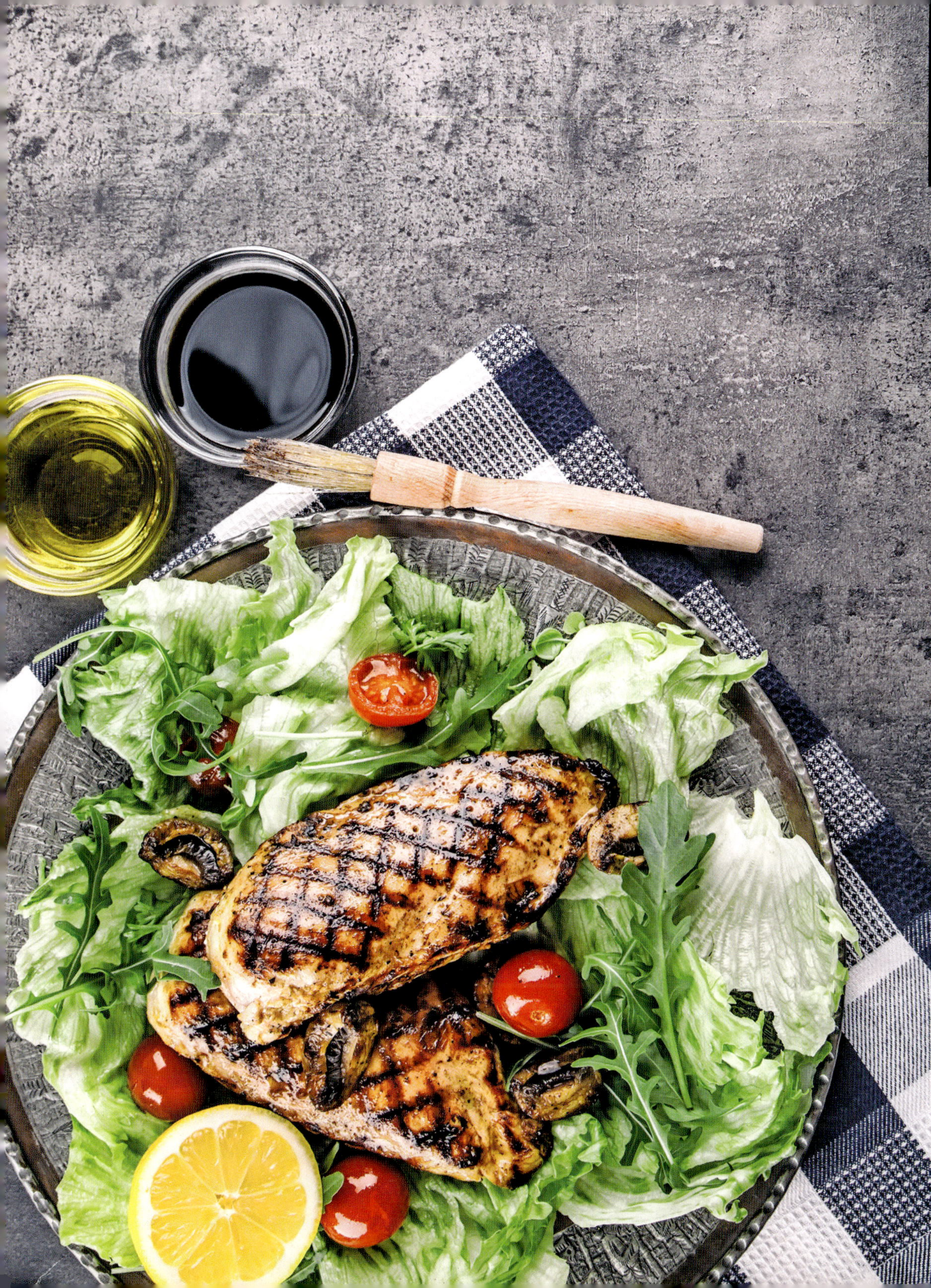

TIPOS DE DÍAS Y EJEMPLOS DE MENÚS

Haremos distintos tipos de propuestas.

DÍA TIPO 1

COMIDA

Verdura o ensalada con una proteína baja en grasa (pollo, pavo, conejo o pescado blanco). Estos días intentaremos tomar la proteína con menos grasa que podemos encontrar.

- Ejemplos de menús:
  1. Espárragos a la plancha con un filete de pollo a la plancha.
  2. Ensalada mixta y merluza asada o cocida con gambas.
  3. Conejo al horno con una parrillada de verduras.

CENA

Solo proteína (igual que en la etapa inicial, podré tomar la cantidad que necesite y mezclar los distintos tipos de proteína). Podremos tomar: ternera o vaca magra, pollo, pavo, conejo, pescados.

- Ejemplos de menús:
  1. Tortilla francesa de un huevo y una clara con trocitos de jamón de York + gambas a la plancha.
  2. Claras de huevos cocidos rellenos de atún y salmón con una cucharada de postre de mayonesa.
  3. Chipirones rellenos de merluza.
  4. Filete de pollo a la plancha + sepia a la plancha y mejillones al vapor para compartir.

DÍA TIPO 2

COMIDA

Verdura o ensalada con una porción de proteína (cualquiera de las proteínas permitidas, podemos incluir ternera, pescado azul, etc.).

- Algunos ejemplos:
  1. Menestra de verduras con una cucharada de aceite de oliva + una dorada al horno con una guarnición pequeña de ensalada.
  2. Alcachofas salteadas con un poco de jamón y una cucharada de aceite de oliva + un filete de ternera a la plancha con una guarnición pequeña de ensalada.
  3. Ensalada de judías verdes con clara de huevo cocida y una lata de atún al natural. Aliñada con una cucharada sopera de aceite de oliva.

CENA

Verdura o ensalada como guarnición de una proteína.

Junto a la proteína tomaremos una pequeña guarnición de verdura o ensalada, todo en el mismo plato, no como en la comida, en la que podemos tomar un primer plato de verdura y un segundo plato con una pequeña guarnición de ensalada.

DÍA TIPO 3

COMIDA

Verdura o ensalada con una porción de proteína (cualquiera de las proteínas permitidas, podemos incluir ternera, pescado azul, etc.).

CENA

Introduciremos una porción de hidrato de carbono que será algo mayor que la de proteína, y en algunos casos formada por hidrato con carga glucémica alta (pan o fruta).

- Posibles menús:
  - Macedonia de frutas (máximo 3 piezas de las frutas permitidas) + yogur 0 % MG.
  - Bocadillo pequeño de jamón serrano (aproximadamente 75 gramos), quitando la grasa, con una ensalada sin tomate (lechuga, cebolla, espárragos, champiñón, etc.).
  - Sándwich de pollo elaborado con pan de masa madre, pollo a la plancha, lechuga, tomate, cebolla y una cucharada de postre de mahonesa o mostaza de Dijon.
  - Pita integral rellena de pollo a la plancha, lechuga, tomate, cebolla y una cucharada de mostaza de Dijon o salsa de yogur (se podrá utilizar los días que tomamos hidratos de carbono con proteína, yogur 0 % MG con mostaza de Dijon).

DÍA TIPO 4

COMIDA

- Arroz, pasta o legumbre con una porción de proteína.

Algunos ejemplos:

1. Arroz con pollo o conejo.
2. Pasta con pulpo y gambas.
3. Potaje de garbanzos, espinacas, bacalao y huevo duro.

CENA

Verdura o ensalada como guarnición de una proteína.

MUJERES

La pauta siempre tiene que estar basada en cada caso concreto, atendiendo a las necesidades de cada persona, e ir modificándola según evolucionemos en la pérdida de peso. Pero podemos sugerir una pauta general como la que se expone a continuación.

PRIMERA QUINCENA

La primera quincena de la fase principal lo ideal sería hacer **cuatro días** del **tipo 1**, en el que tomaremos una proteína baja en grasa y cenaremos solo proteína, como hemos hecho en la fase inicial. Es recomendable hacer estos cuatro días seguidos.

En los siguientes tres días ya introduciremos una verdura o una ensalada como guarnición acompañada de una proteína en la cena, es decir, tres días de **tipo 2**.

SEGUNDA QUINCENA Y SUCESIVAS

A partir de la segunda quincena reduciremos las cenas de solo proteína a tres noches en lugar de cuatro **(tres días tipo 1)**. Haremos tres cenas de verdura o ensalada como guarnición con una proteína **(tres días tipo 2)** e introduciremos una cena un día por semana en la que la porción de hidratos de carbono será algo mayor que la de proteína, y en algunos casos formada por hidrato con carga glucémica alta **(un día tipo 3)**.

RESUMEN

PRIMERA QUINCENA

4 DÍAS TIPO 1

+

3 DÍAS TIPO 2

SEGUNDA QUINCENA Y SUCESIVAS

3 DÍAS TIPO 1

+

3 DÍAS TIPO 2

+

1 DÍA TIPO 3

HOMBRES

En los hombres podríamos proponer una pauta general como la siguiente:

PRIMERA QUINCENA

Lo recomendable sería **cuatro días tipo 1**, en los que solo cenaremos proteína para activar el ciclo de Krebs y la correspondiente bajada de grasa.

Otros **dos días** de la semana haremos menús **tipo 2**, en los que tomaremos para cenar una guarnición de verdura o ensalada con una proteína.

Un día tomaremos el **tipo 4**, que contiene un hidrato de carbono de carga glucémica alta en forma de pasta o arroz (mejor si son integrales) o legumbres, acompañado de una buena porción de proteína.

SEGUNDA QUINCENA Y SUCESIVAS

A partir de la **segunda quincena** podemos introducir los **días tipo 3** que tienen en la cena fruta, pan integral, etc., en los que la porción de hidratos es algo superior a los de proteína.

RESUMEN

PRIMERA QUINCENA

4 DÍAS TIPO 1

+

2 DÍAS TIPO 2

+

1 DÍA TIPO 4

SEGUNDA QUINCENA Y SUCESIVAS

3 DÍAS TIPO 1

+

2 DÍAS TIPO 2

+

1 DÍA TIPO 3

+

1 DÍA TIPO 4

Mantenimiento

La etapa de mantenimiento es tan importante o más que la etapa de bajada de peso. En la etapa de mantenimiento, que dividiremos en dos partes, introduciremos todos los alimentos.

MANTENIMIENTO 1:

El mantenimiento 1 lo haremos durante quince días. En esta etapa reduciremos las cenas de solo proteína. Solo las tomaremos los días que comamos arroz, pasta o legumbre, acompañadas siempre de proteína. Al día siguiente deberemos cenar también proteína.

Introduciremos proteína en forma de jamón serrano en el desayuno al menos 2 días por semana.

Un día a la semana haremos una merienda dulce, y siempre buscaremos que esté elaborada con materia prima de calidad.

DESAYUNO

Café con leche + 1 rebanada de pan de masa madre de harina integral + jamón serrano + una cucharada de postre de aceite de oliva + tomate natural.

MEDIA MAÑANA Y MERIENDA (ELEGIR UNA OPCIÓN)

- Yogur desnatado.
- Café con leche.
- Una pieza de fruta con una gelatina.
- 1 pieza de fruta con jamón de York, lacón o pavo.

COMIDA Y CENA

DÍA	COMIDA	CENA
1 día	Arroz, pasta o legumbre con proteína	Solo proteína
1 día	Verdura o ensalada con una proteína	Solo proteína
4 días	Verdura o ensalada con una proteína + 1 pieza de fruta pequeña	Verdura o ensalada como guarnición de una proteína
1 día	Verdura o ensalada con una proteína + 1 guarnición pequeña de arroz, pasta o legumbre	Verdura o ensalada como guarnición de una proteína

MANTENIMIENTO 2:

Tomaremos dos días de arroz, pasta o legumbre a la semana para comer. El resto de los días, verdura o ensalada con proteína.

Las cenas serán todos los días verdura o ensalada como guarnición de una proteína.

Seguiré manteniendo los desayunos, la ingesta de media mañana y merienda como en el mantenimiento 1.

COMIDA Y CENA

DÍA	COMIDA	CENA
2 días (separados a lo largo de la semana)	Arroz, pasta o legumbre con una porción de proteína	Verdura o ensalada como guarnición de una proteína
5 días	Verdura o ensalada con proteína + 1 pieza de fruta pequeña	Verdura o ensalada con proteína

¿YA PUEDO OLVIDARME DE LAS 5 REGLAS?

No, las cinco reglas deben cumplirse siempre. Es verdad que algún día cometeré excepciones, como hacemos todos alguna vez, pero intentaré que no formen parte de mi rutina diaria.

¿QUÉ HAGO SI UN DÍA ME LO SALTO?

Imaginaos que tenemos una boda o una comilona.

Lo ideal sería tomar esa noche solo proteína y al día siguiente hacer una comida ligera con proteína baja en grasa (por ejemplo, verdura o ensalada con pollo o merluza a la plancha) y una cena de solo proteína.

¿Y SI ME QUIERO TOMAR UN ZUMO O UN GAZPACHO?

Los hidratos de carbono líquidos nunca son la mejor opción por el pico de insulina que producen, pero, si algún día deseara tomarlo, lo tomaría: junto con el desayuno, en el caso del zumo, o en la comida el gazpacho a sorbitos pequeños mientras tomo el resto de los alimentos.

¿QUÉ PASA CON LOS ALIMENTOS QUE NO PODÍA TOMAR DURANTE LAS PRIMERAS FASES?

Podré introducir todos los alimentos que tenían carga glucémica alta en mi alimentación. Pero siempre tendré un poco de precaución con ellos. No tomaré, por ejemplo, un día crema de zanahoria, al día siguiente de calabaza, etc.

Y con la fruta ocurrirá también lo mismo, no me tomaré todos los días un plátano.

¿Y SI QUIERO BEBER VINO EN UNA COMIDA?

El vino es un hidrato de carbono. Si en una comida quiero tomar vino, tendré que reducir un poco la porción de hidratos que ingiero en esa comida.

PONGAMOS UN EJEMPLO:

- Una copa de vino.
- Guarnición de verduras (si no tomara vino podría ser un primero de verdura y un segundo de proteína con una pequeña guarnición de verduras).
- Porción de proteína.

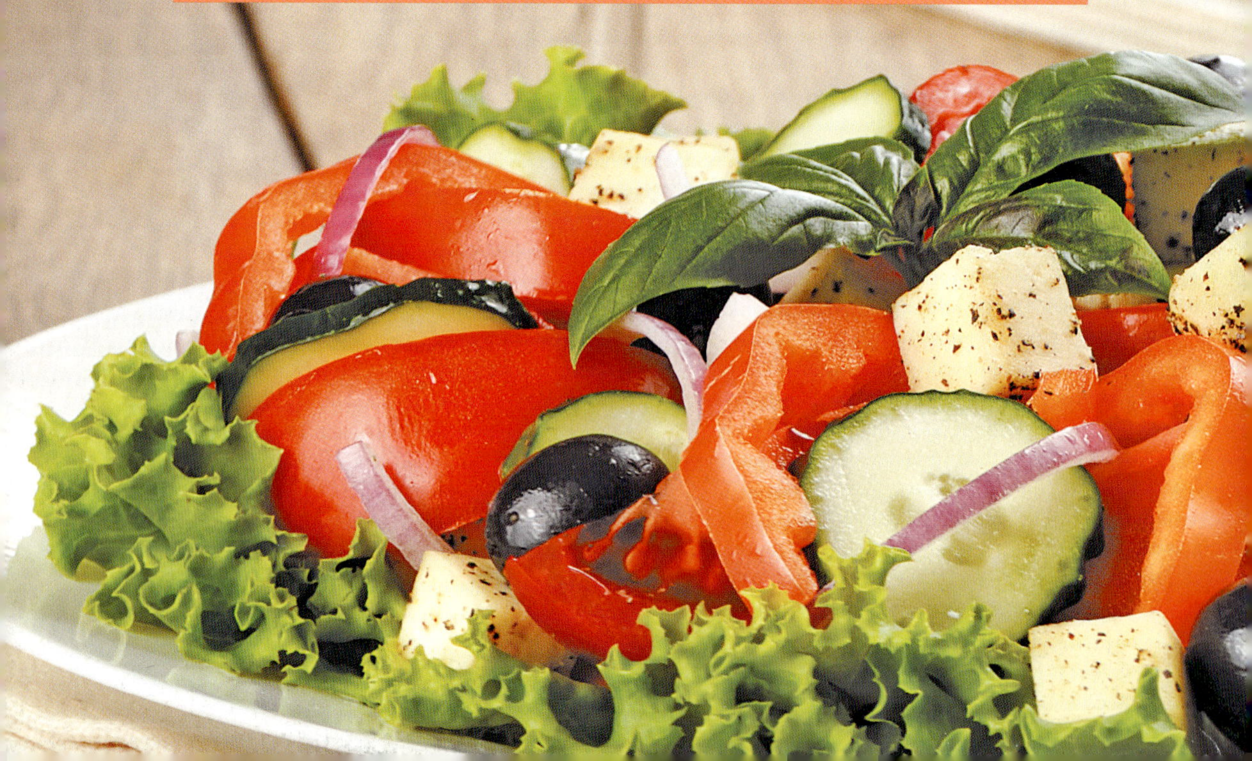

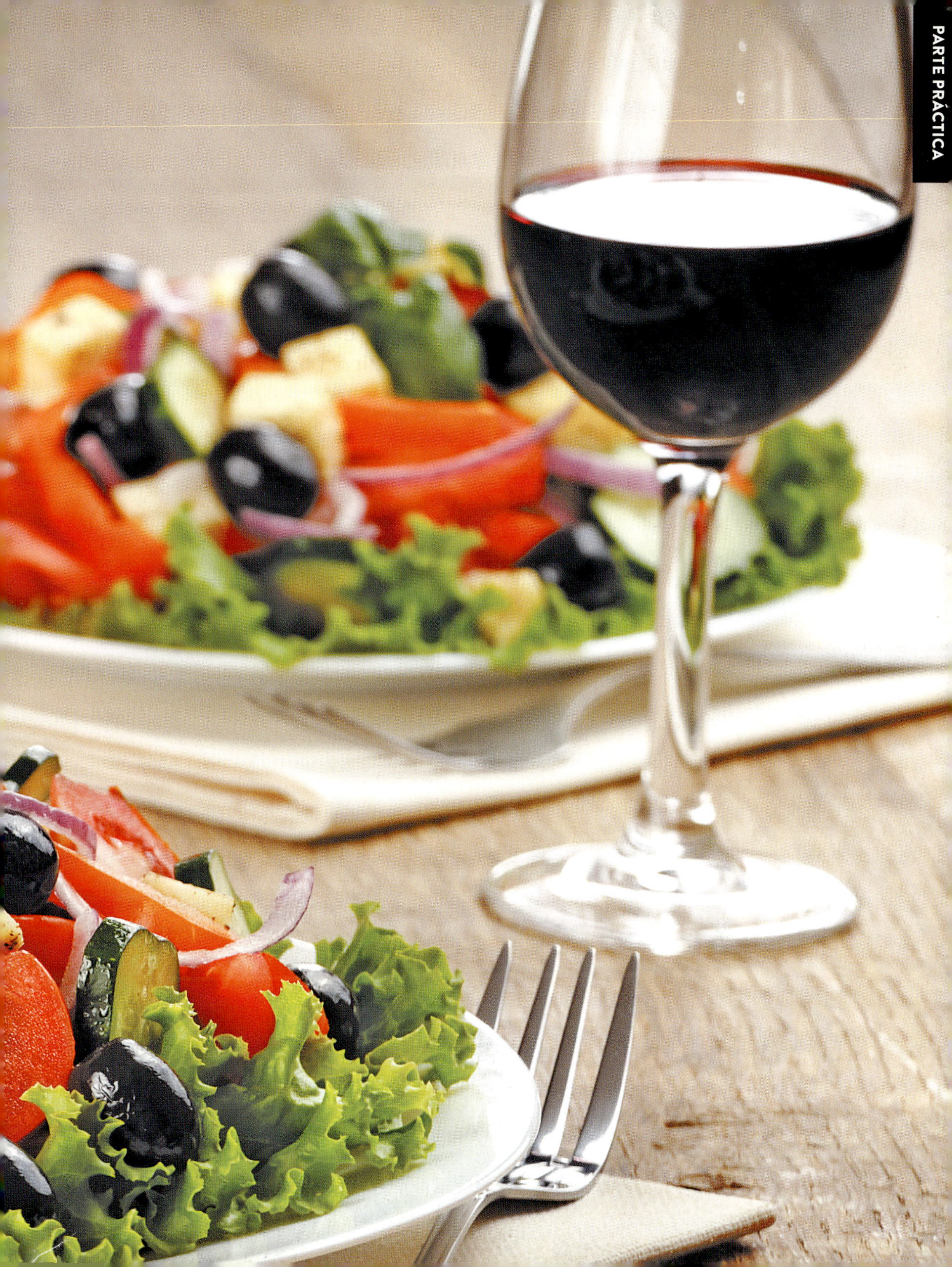

Glosario

Acalórico: que carece de calorías.

Ácido ascórbico: también conocido como vitamina C, se trata de una vitamina hidrosoluble. La deficiencia de esta vitamina produce una enfermedad llamada escorbuto. La vitamina C juega un papel muy importante en la oxidación del hierro no hemo a hierro hemo.

Ácido clorhídrico: el ácido clorhídrico, o HCl, juega un papel muy importante a la hora de la digestión, ayudando junto con los jugos gástricos a descomponer los alimentos. También se encarga de destruir los agentes patógenos que se encuentran en los alimentos.

Ácido pirúvico: producto final de la digestión de los hidratos de carbono y, por consiguiente, de la glucosa.

Adipocitos: células que forman el tejido adiposo. En ellas se almacena la grasa.

Adiposo, tejido: también conocido como tejido graso, se encuentra formado por adipocitos donde se almacena la grasa corporal.

Aditivo: sustancia sin valor nutritivo que se agrega a los alimentos para modificar sus propiedades organolépticas y mejorar su proceso de elaboración o conservación.

ADN: es el ácido nucleico que contiene toda la información genética usada para el desarrollo y funcionamiento de los organismos vivos. También se encarga de transmitirla de generación en generación.

Adrenalina: hormona y neurotransmisor que se encarga de ponernos alerta y activarnos en caso de que estemos ante un peligro.

Alcohol etílico: también llamado etanol, es un alcohol que se presenta en condiciones normales de presión y temperatura como un líquido incoloro e inflamable con un punto de ebullición de 78,4 °C.

Almidón: principal polisacárido de reserva en plantas, tubérculos, cereales, semillas, frutas y verduras. Está constituido por la amilosa y la amilopectina.

Amilasa: enzima que tiene la función de digerir el almidón y el glucógeno, dando lugar a azúcares simples. Se produce en las glándulas salivales y en el páncreas:

Amilasa pancreática: enzima amilasa que se forma en el páncreas.
Amilasa salival: enzima amilasa que se forma en las glándulas salivales.

Animoácidos: compuestos orgánicos que se unen para formar proteínas. Se dividen en esenciales y no esenciales, según si podemos sintetizarlos nosotros o necesitamos ingerirlos con nuestra dieta.

Aminoácido esencial: aminoácido que no puede producir el cuerpo y, por lo tanto, debemos ingerirlos a través de los alimentos.

Aminoácido no esencial: aminoácido que el cuerpo puede sintetizar y no necesita ingerirse con la dieta.

ATP: es la principal fuente de energía para las funciones celulares, incluyendo la síntesis de moléculas importantes, como el ADN y el ARN, o interviniendo también en el transporte transmembrana.

ATP nucleótido: es un nucleótido de adenina con tres grupos de fosfatos ricos en energía, cuya función principal es ser el eje central en las reacciones celulares para la transferencia de la energía demandada.

Axénico: referido a ratones de laboratorio, son aquellos carentes de agentes patógenos.

Azúcares añadidos: azúcares simples libres que se añaden a los alimentos procesados para potenciar su sabor o como conservantes.

Bacteria: organismo unicelular microscópico.

Betaoxidación: proceso por el que se oxidan los ácidos grasos.

Bilis: líquido producido y secretado en la vesícula biliar, que ayuda a que las enzimas del cuerpo descompongan las grasas.

Biodisponibilidad: referido a las proteínas, alude a la capacidad que tiene el cuerpo para utilizarlas.

Bioimpedancia: técnica que sirve para calcular el porcentaje de grasa corporal basándose en las propiedades eléctricas de los tejidos biológicos.

Bolo alimenticio: es lo que se forma en la boca una vez que una masa de alimento ha sido triturada por los dientes, mediante el proceso de masticación y mezclado con la saliva.

Cáliper: instrumento utilizado para medir los pliegues corporales.

Calorías vacías: aquellas que tienen un aporte nutricional nulo, es decir, que no tienen vitaminas, minerales, fibra, proteínas, hidratos de carbono ni grasas.

Carboxilasa: enzima que interviene en la biosíntesis de ácidos grasos y en su oxidación.

Cardioprotector: que protege al sistema cardiovascular.

Carga glucémica: concepto que tiene en cuenta la cantidad de hidratos de carbono que tiene un alimento y la velocidad con la que se eleva la glucemia en sangre tras su digestión.

Células alfa de los islotes de Lagerhans: células pancreáticas encargadas de producir el glucagón.

Células beta: células pancreáticas encargadas de producir la insulina.

Cetosis: estado en el que entra el cuerpo cuando se suprime la ingesta de hidratos de carbono. Recibe su nombre porque se produce una acumulación de cuerpos cetónicos. Los cuerpos cetónicos son un producto que se sintetiza cuando el organismo utiliza la grasa como combustible, mediante el proceso de cetogénesis, en lugar de los hidratos de carbono. Cuando esta situación se da varios días seguidos, se produce una acumulación de cuerpos cetónicos en sangre, dando lugar al estado de cetosis.

Ciclo de Krebs: ruta metabólica que tiene lugar en las mitocondrias de las células eucariotas, que engloba diversas reacciones químicas que forman parte de la respiración celular.

Código bacteriano: en el estudio intestinal, el código bacteriano es el conjunto de bacterias que son específicas de cada individuo.

Colágeno: proteína que forma las articulaciones, los músculos, los huesos y la piel.

Colesterol: sustancia similar a la grasa, indispensable para la vida, que se encuentra en las membranas de las células animales y en el plasma sanguíneo.

Colorante alimentario: tipo de aditivo alimentario que proporciona color a los alimentos. Se utiliza mucho en bebidas.

Coma diabético: alteración de la conciencia en personas diabéticas por un nivel anormal (muy alto o muy bajo) de glucosa en sangre. Se considera urgencia médica y puede poner en peligro la vida del paciente.

Composición nutricional: concepto que hace referencia al valor calórico y al contenido de nutrientes de un alimento.

Conservante alimentario: sustancia utilizada como aditivo alimentario para alargar la vida útil de un alimento y protegerlo, deteniendo o minimizando su deterioro por la acción de microrganismos.

278

Cortisol: también llamada «hormona del estrés», ya que es una sustancia que nuestro organismo fabrica ante situaciones de emergencia para ayudarnos a enfrentarnos a los problemas.

Cuerpos cetónicos: metabolitos que se forman cuando se agota el glucógeno y el cuerpo empieza a utilizar la grasa en lugar de los azúcares como combustible. Su acumulación en sangre da lugar al estado de cetosis (véase también cetosis).

Deglución: paso del bolo alimenticio desde la boca a la faringe a través de la epiglotis.

Desmineralización: pérdida de una cantidad anormal de sales minerales en el organismo.

Diabetes tipo 2: trastorno metabólico caracterizado por niveles altos de azúcar en sangre (hiperglucemia) y resistencia a la insulina.

Disbiosis: desequilibrio de las familias de bacterias de la microbiota intestinal.

Diurético: sustancia que, al ser ingerida, provoca la eliminación de agua y electrolitos a través de la orina.

Elastina: proteína que se halla en los tejidos cartilaginoso, óseo y conjuntivo, que ayuda a que los tejidos recuperen su tamaño normal después de un esfuerzo.

Electrolitos: minerales que llevan una carga eléctrica y están presentes en diferentes líquidos corporales. Tienen un importante papel regulador, ya que afectan a la cantidad de agua corporal, a la acidez de la sangre (pH), etcétera.

Enlace glucosódico: enlace mediante el cual un glúcido (hidrato de carbono) se une a otra molécula que puede ser o no ser un glúcido. Según la molécula a la que se una, el enlace recibe el nombre de O-, S-, N- o C-glucosídico.

Enzimas: moléculas de naturaleza proteica que catalizan reacciones químicas.

Estrógeno: hormona sexual femenina.

Eubiosis: equilibrio en la microbiota.

Extracelular: que ocurre fuera de la célula.

Fructosa: azúcar que se encuentra en la miel y en muchas frutas. Sin embargo, la fructosa también se encuentra añadida a otros muchos alimentos como a los refrescos, pero esta no es saludable.

Galactosa: azúcar simple que forma parte, junto a la glucosa, de la lactosa (el azúcar de la leche).

Glándula tiroidea: glándula en forma de mariposa que se sitúa en la parte baja del cuello. Su función es regular el metabolismo del cuerpo mediante la producción de las hormonas tiroideas.

Glándulas suprarrenales: estructuras en forma de triángulo que se sitúan encima de los riñones cuya función es regular las respuestas al estrés.

Glicación: modificación que se produce en los grupos amino de las proteínas por acción de los azúcares.

Glucagón: hormona que se produce en el páncreas cuya función principal es aumentar los niveles de glucosa en sangre.

Glúcidos: también se llaman hidratos de carbono. Son biomoléculas compuestas por carbono, hidrógeno y oxígeno, cuya principal función en los seres vivos es brindar energía inmediata y estructural.

Glucocorticoides: hormonas de acción contraria a la insulina en la sangre. También actúan sobre el metabolismo intermedio de grasas y proteínas.

Glucogénesis: ruta anabólica en la que tiene lugar la síntesis de glucógeno.

Glucógeno: reserva energética formada por muchas cadenas de glucosa que se encuentra en el músculo y, en menor medida, en el hígado.

Glucosa: glúcido que está relacionado con la cantidad de azúcar que el organismo es capaz de absorber a partir de los alimentos y transformar en energía para realizar diferentes funciones.

Glucólisis: vía metabólica encargada de oxidar la glucosa con el fin de obtener energía.

Hemicelulosa: polisacárido que forma parte de las paredes de las células vegetales.

Hemoglobina: componente a base de proteína de las células rojas de la sangre encargado de la transferencia de oxígeno.

Hidrolizar: descomposición de una sustancia cuando entra en contacto con el agua.

Hierro hemo o ferroso: hierro que proviene de fuentes de origen animal y que forma parte de la hemoglobina.

Hierro no hemo o férrico: hierro que no forma parte de la hemoglobina. Se encuentra sobre todo en alimentos de origen vegetal, como verduras de hoja verde, legumbres o frutos secos. Su absorción es mucho más baja que la del hierro hemo.

Hipercalórico: que tiene un valor energético alto, y por tanto muchas calorías.

Hipercolesterolemia: niveles altos de colesterol en sangre.

Hiperglucemia: aumento de los niveles de glucosa en sangre.

Hipertensión: presión excesivamente alta de la sangre sobre la pared de las arterias.

Hipotensión: presión excesivamente baja de la sangre sobre la pared de las arterias.

IMC: índice de masa corporal. Se calcula dividendo el peso por la altura al cuadrado.

Índice glucémico: capacidad que tienen los hidratos de carbono de un alimento para elevar la glucemia de la sangre después de su digestión.

Ingesta calórica: cantidad de calorías consumida.

Insulina: hormona secretada por el páncreas, encargada de disminuir la cantidad de azúcar en sangre después de una comida y derivarla a los tejidos celulares.

Intracelular: que ocurre dentro de la célula.

Irisina: hormona que aumenta durante el ejercicio y posee la capacidad de generar calor.

Jugos gástricos: mezcla de secreciones que se forman en el estómago y ayudan a la digestión de los alimentos.

Jugos pancreáticos: secreciones que se forman en el páncreas y se vierten al intestino para continuar con la digestión de los nutrientes de los alimentos.

Kale: berza o col rizada.

Kilocalorías: medida oficial para medir la energía que aportan los alimentos al cuerpo.

Lactosa: azúcar presente en la leche de los mamíferos.

LDL: lipoproteínas de baja densidad que transportan colesterol. La fracción colesterol-LDL, también llamada «colesterol malo», se asocia fuertemente al desarrollo de enfermedad arteriosclerótica.

Lignina: sustancia natural que forma parte de la pared celular de muchas células vegetales, a las que da dureza y resistencia.

Lipasa: enzima encargada de digerir las grasas.

Lipogénesis: reacción bioquímica por la cual son sintetizados los ácidos grasos.

Leptina: hormona que produce en el cerebro las señales de saciedad. Su secreción inhibe las hormonas «del hambre», como la grelina.

Líquido intersticial: líquido que baña el espacio entre las células llamado intersticio.

MG: masa grasa.

Maltosa: azúcar vegetal y animal, compuesto por dos moléculas de glucosa, que se encuentra en el almidón y el glucógeno. También se le denomina azúcar de malta.

Manosa: azúcar simple o monosacárido que se forma parte de algunos polisacáridos de las plantas.

Masa muscular: volumen del tejido corporal total que corresponde al músculo.

Masa ósea: volumen del tejido corporal total que corresponde a los huesos.

Melatonina: hormona que se sintetiza a partir del aminoácido esencial triptófano y que participa en una gran variedad de procesos celulares, neuroendocrinos y neurofisiológicos, como controlar el ciclo diario del sueño.

Metabolismo: conjunto de reacciones biológicas que tienen lugar en un organismo vivo.

Metabolismo basal: calorías que nuestro cuerpo gasta para mantener las funciones vitales; depende del sexo, la edad y la altura.

Microbiota intestinal: conjunto de bacterias beneficiosas que viven en el intestino, en simbiosis, y contribuyen a una buena salud intestinal.

Moléculas inorgánicas: compuestos formados por diferentes elementos entre los que no se encuentra el carbono, siendo el agua el más abundante. Se forma de manera ordinaria por acción de fenómenos físicos y químicos.

Moléculas orgánicas: compuesto formado por átomos de carbono e hidrógeno principalmente. Se forma de manera natural, tanto en animales como en vegetales.

Monoinsaturado: aquel ácido graso que posee solo una insaturación en la estructura de su cadena carbonada, es decir, solo tiene un doble enlace.

Movimientos peristálticos: contracciones y relajaciones rítmicas y automáticas que se producen a lo largo de todo el tubo digestivo y que ayudan a que avance la comida desde el esófago al intestino.

Mucosa intestinal: revestimiento superficial de los intestinos donde las células absorben los nutrientes.

Mucus: sustancia viscosa de origen biológico que se produce en el ser vivo cuando es necesaria la protección de determinadas superficies.

Neurona: célula del sistema nervioso.

Neurotransmisor: biomolécula que transmite información de una neurona a otra.

Noradrenalina: hormona que actúa como neurotransmisor, haciendo que aumenten la presión arterial y el ritmo cardíaco.

Omega 3 (EPA y DHA): ácidos grasos esenciales poliinsaturados que el organismo no puede sintetizar a partir de otras sustancias y se deben adquirir con la dieta. Se encuentran en alta proporción en los tejidos de ciertos pescados y en algunas fuentes vegetales.

Osteoporosis: enfermedad ósea que se caracteriza por una disminución de la densidad del tejido óseo, de forma que los huesos se vuelven más frágiles.

Páncreas: órgano del aparato digestivo que produce enzimas que pasan al intestino delgado y a la sangre.

Patógeno: agente biológico que puede producir enfermedad o daño a su huésped.

Patológico: que constituye una enfermedad, es un síntoma o está relacionado con ella.

Pectina: sustancia que se encuentra en algunos tejidos vegetales y se utiliza para hacer mermeladas y gelatinas.

Perfil lipídico: grupo de análisis de sangre cuyo objetivo es determinar el estado del metabolismo de los lípidos en nuestro cuerpo.

Permeabilidad: fenómeno por el cual la pared intestinal permite el paso de nutrientes y bloquea el paso de sustancias que pueden ser dañinas para nuestro organismo.

Pescado azul: se considera pescado azul aquel que tiene entre un 5 y un 10 % de materia grasa en su composición. Es rico en ácidos grasos poliinsaturados como omega 3.

Plasma: fracción líquida y acelular de la sangre.

Proteasa: enzima que rompe los enlaces de las proteínas.

Quimo: masa en la que se transforma el bolo alimenticio en el estómago por efecto de la digestión.

Sacarosa: disacárido formado por la unión de glucosa y fructosa.

Serotonina: neurotransmisor que se forma a partir del triptófano, un aminoácido esencial.

Sistema inmunitario: también conocido como sistema inmunológico, es la defensa que posee el organismo frente a infecciones, enfermedades producidas por patógenos, etc.

Sistema nervioso: conjunto de órganos formados por tejido nervioso, cuya unidad principal son las neuronas, y que tiene como función recibir y procesar la información para hacerla llegar luego a los órganos receptores y poder poner en marcha una respuesta a cualquier estímulo.

Tejido adiposo blanco: es uno de los dos tipos de tejido adiposo que se encuentra en los mamíferos. Es el más abundante en los humanos. En él existen receptores hormonales para hormonas como la insulina, la noradrenalina, la hormona del crecimiento y los glucocorticoides.

TG: triglicérido.

Trama proteica: composición de proteínas.

Triglicéridos: compuestos que forma nuestro cuerpo para almacenar la grasa. Están presentes en muchos alimentos y además nuestro cuerpo puede sintetizarlos en el hígado. Por ello, cuando se superan valores de 150 mg/dl en sangre, se considera que hay riesgo cardiovascular, ya que pueden acumularse en las arterias e impedir el flujo sanguíneo, causando ateroesclerosis y sus complicaciones derivadas.

Tripsina: enzima encargada de romper los enlaces de las proteínas para digerirlas.

Triptófano: uno de los veinte aminoácidos que conforman las proteínas. Es un aminoácido esencial, por lo que debe ser ingerido con la dieta. Sus valores en nuestro organismo son muy importantes porque está implicado en la liberación de la serotonina (hormona del sueño y del placer). La falta de triptófano puede contribuir negativamente a cuadros de ansiedad, insomnio y estrés. A partir del triptófano nuestro cuerpo fábrica serotonina.

Vaciado gástrico: proceso fisiológico por el que todo el contenido del estómago, una vez que se ha digerido una comida, pasa hacia el duodeno. Normalmente tarda cuatro horas, pero depende de la cantidad de comida que hayamos tomado, del tipo de alimentos que hayamos ingerido, además de otros factores que pueden retrasarlo o acelerarlo.

Bibliografía

- Basu S, McKee M, Galea G, Stuckler D. Relationship of soft drink consumption to global overweight, obesity, and diabetes: a cross-national analysis of 75 countries. Am J Public Health 2013 Nov; 103 (11): 2071-2077.

- Basu S, Yoffe P, Hills N, Lustig RH. The relationship of sugar to population-level diabetes prevalence: an econometric analysis of repeated cross-sectional data. PLoS One 2013; 8 (2): e57873.

- Cotillard A, Kennedy SP, Kong LC, *et al.* Dietary intervention impact on gut microbial gene richness. Nature 2013 Aug 29; 500 (7464): 585-588.

- Jenkins DJ, Srichaikul K, Kendall CW, *et al.* The relation of low glycaemic index fruit consumption to glycaemic control and risk factors for coronary heart disease in type 2 diabetes. Diabetología 2011 Feb; 54 (2): 271-279.

- Kalliomäki M, Collado MC, Salminen S, Isolauri E. Early differences in faecal microbiota composition in children may predict overweight. Am J Clin Nutr 2008 Mar; 87 (3): 534-538.

- Khoury DE, Hwalla N, Frochot V, Lacorte JM, Chabert M, Kalopissis AD. Postprandial metabolic and hormonal responses of obese dyslipidemic subjects with metabolic syndrome to test meals, rich in carbohydrate, fat or protein. Atherosclerosis 2010 May; 210 (1): 307-313.

- Le Chatelier E, Nielsen T, Qin J, *et al.* Richness of human gut microbiome correlates with metabolic markers. Nature 2013; 500 (7464): 541-546.

- Ley RE, Turnbaugh PJ, Klein S, Gordon JI. Microbial ecology: human gut microbes associated with obesity. Nature 2006; 444: 1022-1023.

- López S, Bermúdez B, Ortega A, *et al.* Effects of meals rich in either monounsaturated or saturated fat on lipid concentrations and on insulin secretion and action in subjects with high fasting triglyceride concentrations. Am J Clin Nutr 2011 Mar; 93 (3): 494-499.

■ Ménat E. La diététique du diabète. Mónaco: Ediciones Alpen; 2002.

■ Pal S, Ellis V. The acute effects of four protein meals on insulin, glucose, appetite and energy intake in lean men. Br J Nutr 2010 Oct; 104 (8): 1241-1248.

■ Pérez A, Franch J, Cases A, *et al.* Relación del grado de control glucémico con las características de la diabetes y el tratamiento de la hiperglucemia en la diabetes tipo 2. Estudio DIABES. Med Clin (Barc) 2012; 138 (12): 505-511.

■ Saad A, Dalla Man C, Nandy DK, *et al.* Diurnal pattern to insulin secretion and insulin action in healthy individuals. Diabetes 2012 Nov; 61 (11): 2691-2700.

■ Sackner-Bernstein J, Kanter D, Kaul S. Dietary Intervention for Overweight and Obese Adults: Comparison of Low-Carbohydrate and Low-Fat Diets. A Meta-Analysis. PLoS One 2015 Oct 20; 10 (10): e0139817.

■ Saslow LR, Kim S, Daubenmier JJ, *et al.* A randomized pilot trial of a moderate carbohydrate diet compared to a very low carbohydrate diet in overweight or obese individuals with type 2 diabetes mellitus or prediabetes. PLoS One 2014 Apr 9; 9 (4): e91027.

■ Schwiertz A, Taras D, Schäfer K, *et al.* Microbiota and SCFA in lean and overweight healthy subjects. Obesity (Silver Spring) 2010 Jan; 18 (1): 190-195.

■ Turnbaugh PJ, Ley RE, Mahowald MA, *et al.* An obesity-associated gut microbiome with increased capacity for energy harvest. Nature 2006; 444 (7122): 1027-31.

■ Turnbaugh PJ, Ley RE, Mahowald MA, Magrini V, Mardis [ER] and Gordon JI. An obesity-associated gut microbiome with increased capacity for energy harvest. Nature 2006; 444 (7122); 1027-1031.

■ Vrieze A, Van Nood E, Holleman F, *et al.* Transfer of intestinal microbiota from lean donors increases insulin sensitivity in individuals with metabolic syndrome. Gastroenterology 2012 Oct; 143 (4): 913-16.

■ Wu X, Ma C, Han L, *et al.* Molecular characterisation of the faecal microbiota in patients with type diabetes. Curr Microbiol 2010 Jul; 61 (1): 69-78.

Agradecimientos

A mis padres, por darme todo lo que han tenido en sus manos para poder llegar hasta aquí.

A mi hermana, por poner siempre una nota de cordura en mi vida.

A Blanca, Gemma, Rocío y Tamara, por lo que me han ayudado a la hora de escribir el libro con sus buenos consejos.

A mis amigas Ana, Yvette, Natalia, Belén, Calonge, Sandrine, Lucía, Eva y Yolanda.

A mi padrino radiofónico Máximo Pradera, a Javier del Pino y, por extensión, a todo el equipo de *A vivir, que son dos días,* por hacerme pasar tantos ratos divertidos los domingos.

A Lourdes Lancho, por compartir cada semana el proyecto de *BeOK* (Cadena Ser), pero sobre todo por ser una amiga.

A Ángeles, Isabel, Lucía y Estrella, por ayudarme a hacer realidad este libro.

A Pepa Gea, por las colaboraciones en *30 y tantos* (Onda Cero) y esos buenos momentos juntas.

A Pilar Casanovas y Tamar Gómez, por su gran sabiduría y sus buenas aportaciones.

A Anna Villaseca de Pileje, por apoyarme siempre y por hacer que *BeOK* se hiciera realidad.

A José Antonio Félez y Daniel Sánchez Arévalo por confiar en mí para su película *Gordos*, que abrió la puerta a muchos otros proyectos.

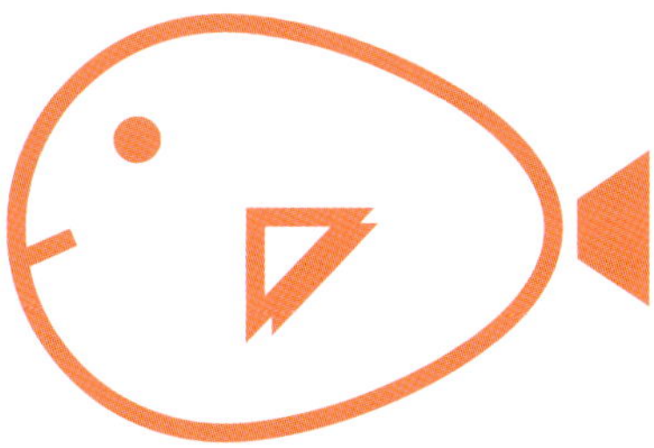